Bright Star Woman

Manuel de Yoga Reiki

Mercedes Déziel-Hupé

Droit d'auteur © 2023 par Mercedes Déziel-Hupé

Traduit de l'anglais par Emmy DeBlois, avec la collaboration de l'auteure.

Tous droits réservés.

Aucune partie de ce livre ne peut être reproduite sous quelque forme ou par quelque moyen électronique ou mécanique que ce soit, y compris les systèmes de sauvegarde et de récupération de l'information, sans l'autorisation écrite de l'auteur, à l'exception de l'utilisation de brèves citations dans une critique de livre.

FRENCH: 978-1-7389699-1-3 Manuel de reiki yoga de Bright Star Woman
ENGLISH: 978-1-7389699-0-6 Bright Star Woman Reiki Yoga Manual

Table des matières

CLAUSE DE NON-RESPONSABILITÉ	7
REMERCIEMENTS	9
AVANT-PROPOS	11
INTRODUCTION	15

PREMIÈRE PARTIE

QU'EST-CE QUE LE REIKI ?	23
MÉDITATION ET RELAXATION	25
LES PRÉCEPTES REIKI : AFFIRMATIONS DU QUOTIDIEN	27
LES PRÉCEPTES TRADITIONNELS DU REIKI	28
LES PRÉCEPTES REIKI DE BRIGHT STAR WOMAN	29
LES HARMONISATIONS	29
QU'EST-CE QUE LE YOGA ?	35
LA COMBINAISON DU REIKI ET DU YOGA	37
LES BIENFAITS DU YOGA REIKI	39
LE REIKI ET LE TOUCHER THÉRAPEUTIQUE : L'EFFET SOMATIQUE	41
LA CONSCIENCE ÉNERGÉTIQUE ET LES SENS	45
QUI PEUT FAIRE DU YOGA REIKI ?	48
LES TYPES DE YOGA LES MIEUX ADAPTÉS POUR CETTE PRATIQUE	51
LES MAINS : DES PORTAILS DE GUÉRISON	54
LES MUDRAS	54
LES MÉRIDIENS ET LA RÉFLEXOLOGIE	55
ÉLÉMENTS CLÉS DE LA PREMIÈRE PARTIE	57

DEUXIÈME PARTIE

STRUCTUREZ VOTRE PRATIQUE DE YOGA REIKI	61
L'ENRACINEMENT ET L'INTENTION	
L'ACTIVATION REIKI	63

BALAYER LE CORPS ET LE CHAMP ÉNERGÉTIQUE	65
AUTOTRAITEMENT	66
POSITIONS DES MAINS	67
MOUVEMENT ET ASANAS	77
RESPIRATION ET MÉDITATION	80
LE SON : DU YOGA AU REIKI, AU CHANT ET À LA MUSIQUE	84
INTÉGRATION ET GRATITUDE	94
ÉLÉMENTS CLÉS DE LA DEUXIÈME PARTIE	95
CONSIDÉRATIONS CONCERNANT VOTRE PRATIQUE DE YOGA REIKI	96
LA PLEINE CONSCIENCE ET LA MÉDITATION VIPASSANA	96
LES CHAKRAS	97
LA LUMIÈRE ET LES COULEURS	99
L'HYDRATATION ET LA CONNEXION À L'EAU	103

TROISIÈME PARTIE

DES SÉQUENCES DE YOGA REIKI	109
SÉQUENCE 1 : L'ENRACINEMENT	110
SÉQUENCES PAR RÉGION DU CORPS : JAMBES ET HANCHES	
SÉQUENCE 2 : RESSENTIR	133
SÉQUENCES PAR RÉGION DU CORPS : DOS ET TORSE	
SÉQUENCE 3 : OUVERTURE, LÉGÈRETÉ ET EXPANSION	156
SÉQUENCES PAR RÉGION DU CORPS : TÊTE, COU ET ÉPAULES	
ÉLÉMENTS CLÉS DE LA TROISIÈME PARTIE	181

QUATRIÈME PARTIE

MÉDITATIONS DE GUÉRISON ÉNERGÉTIQUE	185
MÉDITATION DU CŒUR ROSE DE LA TERRE MÈRE	185
BRIGHT STAR WOMAN—MÉDITATION DU CŒUR DE L'ÉTOILE BRILLANTE	186
MÉDITATIONS DE YOGA KUNDALINI POUR LA GUÉRISON	188

PRATIQUES COMPLÉMENTAIRES	194
TRAVAILLER AVEC L'ÉNERGIE	
GUÉRIR LE FÉMININ SACRÉ	195
DÉVELOPPER SON INTUITION	199
PRENDRE SOIN DE SON CORPS	200
UN ENVIRONNEMENT QUI SOUTIENT VOTRE PRATIQUE	204
L'ÉTHIQUE DU PARTAGE ET DE L'ENSEIGNEMENT DU YOGA REIKI	209
ÉLÉMENTS CLÉS DE LA QUATRIÈME PARTIE	214
VIVRE VOTRE YOGA REIKI	217
ÉLOGE DU MANUEL DE YOGA REIKI DE BRIGHT STAR WOMAN	221
L'AUTEURE	225
RESSOURCES POUR CONTINUER VOTRE EXPLORATION	227
LIVRES	229

CLAUSE DE NON-RESPONSABILITÉ

Veuillez consulter votre prestataire de soins de santé avant d'entreprendre toute pratique ou tout programme de santé et de mieux-être mental ou physique.

Le mot « guérison », tel qu'il est utilisé dans ce livre, fait référence au processus de cultiver ou de retrouver un état de bien-être (homéostasie) et un mode de vie harmonieux (pratiques saines et respectueuses de la vie), et ne constitue en aucun cas une promesse de « cure ».

Les informations contenues dans ce livre ne sont pas destinées à établir un diagnostic ou un plan de traitement, mais simplement à vous aider dans votre démarche de bien-être global. Vous reconnaissez être responsable de votre bien-être et que l'auteure de ce manuel ne peut être tenue responsable des conséquences personnelles ou relatives à la santé qui pourraient découler de votre pratique du programme décrit dans ce manuel.

Namaste.

REMERCIEMENTS

Exprimer notre gratitude nous permet, tout comme le yoga reiki, de prendre les rênes de notre vie. Ce livre n'aurait pu voir le jour sans l'aide, le soutien et l'expertise de nombreuses personnes bienveillantes et talentueuses.

Je remercie mon fils, Gaspard, d'être une lumière éclatante d'amour pur et de guérison. Ta présence me permet de me souvenir de ce qui compte vraiment et me rappeler qui je suis. Je remercie mon fils, Hervé. Merci à ma fille, Clémentine, de m'avoir offert une occasion de guérison profonde et d'empowerment avec ta naissance. Merci à vous trois belles âmes pour chaque jour qui me fait grâce de votre amour et de votre lumière. Je vous aime tous les à la folie, et je me sens très choyée que vous m'ayez choisi comme maman.

Je remercie mon mari, Scott, de m'avoir soutenue émotionnellement et d'avoir pris soin de notre famille pendant les moments que je m'allouais pour écrire ce livre. Merci d'être un père et un mari extraordinaire. Tu as rendu ce rêve possible et je t'en remercie. Je t'aime.

Je remercie ma mère, Carolyn, qui m'a fait découvrir le reiki à l'âge de 18 ans. Cet atelier a changé ma relation avec l'énergie et la guérison, et a, ultimement, changé ma vie.

Je remercie mes deux premières lectrices, amies et mentores, Marie-Claude et Tatiana, pour leurs rétroactions constructives et leurs encouragements inconditionnels.

Je remercie ma famille et mes ami(e)s, qui m'ont encouragée et qui me disaient d'écrire, tout simplement. Je remercie ma clientèle de reiki et les élèves dans mes cours de yoga qui confirmaient que ce que je partageais était précieux et méritait d'être largement diffusé.

Je remercie mes tout premiers instructeurs de reiki et de yoga d'avoir partagé ces merveilleuses modalités de guérison avec leur communauté et de m'avoir encouragée à emprunter ces voies.

Je remercie Alicia, ma photographe talentueuse, qui m'a aidée à donner vie aux séquences de mouvement à l'aide d'images.

Et enfin, merci à ma designer, Kayla Curry, d'avoir saisi ma vision et de l'avoir magnifiquement rendue.

Merci à ma traductrice, Emmy, d'avoir pris le soin de trouver les mots justes, rendu le message de ce manuel avec authenticité et dans ma voix.

AVANT-PROPOS

Ce manuel est né d'une passion pour le mieux-être et de plusieurs années dédiées à la pratique distincte du yoga et du reiki. Ceci m'a permis de comprendre la valeur de chacune de ces disciplines et leur puissance potentielle une fois combinée. J'ai donc commencé à explorer des façons de jumeler ces deux pratiques qui m'ont tant apporté. Le yoga m'a sauvée de la dépression et d'un épuisement professionnel. Le yoga et la méditation m'ont apporté la paix lorsque j'étais en proie à un profond chagrin à la suite de mes deux fausses couches. Le reiki m'a donné du courage face à mon anxiété et au cancer de ma mère. Le reiki et le yoga m'ont chacun aidée à faire la transition en tant qu'entrepreneure, guérisseuse et enseignante, et m'ont aidée à me remettre d'une hypothyroïdie, d'un accouchement traumatisant et, plus récemment, d'un trouble prédiabétique.

J'ai présenté le yoga reiki à mes élèves à l'hiver 2017 avec grand succès. Ce manuel est le résultat de ces expériences, des cours que j'ai donnés, des rétroactions que j'ai reçues de mes élèves et des intuitions qui m'ont guidée à partager cette sagesse ancienne dans notre contexte contemporain.

Je crois que le reiki est un droit de naissance ; nous sommes nés avec une énergie vitale et nous savons de façon innée quand notre système est déréglé. Nous savons souvent de façon intuitive comment nous soigner au mieux, que cette guérison soit physique, émotionnelle, mentale ou spirituelle. Les enfants le savent et pratiquent le reiki tout le temps ! De fait, les enfants placent instinctivement leurs mains sur un bobo (le leur ou celui de quelqu'un d'autre) pour soulager la douleur, ils touchent leur propre ventre lorsqu'ils ont mal, ou « cajolent » un parent ou un ami s'ils sentent qu'il est triste ou qu'il n'a pas l'air dans son assiette, ou encore si son niveau d'énergie est bas. En tant qu'adultes, nous avons seulement besoin de nous faire rappeler comment écouter nos propres intuitions, comment nous faire confiance et comment faire confiance à l'Esprit, au Créateur, à Dieu ou à l'Univers qui nous ont donné de tels outils d'accomplissement personnel.

Ce que je vous présente dans ce livre est basé en grande partie sur mon expérience personnelle et professionnelle, sur des études et des livres que j'ai lus sur le reiki, le yoga et la méditation, ainsi que sur les témoignages de mes client(e)s et de mes élèves. J'ai ajouté des ressources pour vous aider à approfondir votre exploration et votre apprentissage, mais j'ai délibérément choisi de renoncer à une bibliographie traditionnelle.

La pratique du yoga reiki ne nécessite aucune formation, elle demande seulement de l'ouverture ; vous avez besoin d'espace et de temps pour vous permettre d'être, de recevoir des messages de votre corps et de votre moi supérieur, qui est la partie la plus sage de vous-même. C'est similaire à la philosophie du yoga : vous n'avez pas besoin de formation pour pratiquer le yoga, mais vous avez besoin de formation et d'expérience pour l'enseigner. Il en va de même pour la pratique du reiki et du yoga reiki.

Je recommande aux instructeurs(-trices) de yoga qui souhaitent intégrer le yoga reiki dans leurs cours de suivre une formation officielle de reiki avec un(e) praticien(ne) de confiance. Le monde du reiki a besoin de professionnel(le)s formé(e)s, tout comme l'industrie du yoga ; c'est une question de respect des disciplines, et une question de sécurité et d'intégrité pour les élèves et pour les instructeurs(-trices). La formation de reiki permettra aux instructeurs(-trices) de comprendre l'approche qu'ils partagent et leur permettra de soutenir leurs élèves de yoga en offrant des notions pratiques de reiki, ce qui ajoutera de la valeur aux pratiques et aux ajustements yogiques qu'ils offraient déjà.

J'espère que cette pratique vous séduira et que vous continuerez à l'explorer alors que vous entreprenez votre voyage de découverte de soi, de bien-être et de guérison holistique.

Que le Reiki vous soutienne, Shanti Om.

Mercedes Déziel-Hupé
Bright Star Woman

INTRODUCTION

J'ai été initiée au reiki Usui à l'âge de 18 ans, quand ma mère m'a invitée à un atelier d'harmonisation de l'énergie de Deborah Fish, M. Sc. Deborah est une psychothérapeute qui a ajouté des méthodes de guérison complémentaires à sa pratique, comme le reiki, l'hypnothérapie et le tapotement (plus connu de son nom anglais « *tapping* » ou EFT [« *Emotional Freedom Technique* », ou technique de libération émotionnelle]). Lors de cet après-midi mémorable, mes yeux et mon cœur se sont ouverts, en même temps que mon canal reiki.

J'ai reçu l'énergie vitale du reiki pour la première fois avec un groupe de femmes. J'ai aussi senti que quelque chose changeait et s'ouvrait à l'intérieur de moi. Au moment où je recevais l'énergie reiki, c'était comme si le dessus de ma tête prenait de l'expansion ; mes pieds s'enracinaient au sol, mes mains se réchauffaient et vibraient, et mon corps tout entier s'énergisait. J'ai ressenti quelle était la différence entre l'action de canaliser l'énergie reiki et celle de la recevoir. Lorsque je canalisais l'énergie, je la sentais circuler en moi. Lorsque je la recevais, je me permettais de l'accepter pour ma propre guérison. Quand je canalisais, je ressentais un doux courant qui vibrait en moi. Quand je recevais l'énergie, j'avais la sensation d'être enveloppée dans un bain chaud. C'est ainsi que j'ai commencé à canaliser et à recevoir la lumière blanche du reiki avec mes nouvelles collègues initiées. Tout me semblait si exaltant et extraordinaire. Et même si j'allais attendre encore plusieurs années avant de m'engager pleinement dans ma pratique de reiki, c'était le début d'un voyage transformateur vers mon mieux-être et vers une prise de pouvoir sur ma vie.

Après avoir vécu plusieurs années difficiles avec ma propre santé physique et mentale, le deuil, une mentalité guidée par le manque (*scarcity mindset*) et d'avoir souffert d'insatisfaction chronique, entre autres envers ma carrière, j'ai découvert le yoga quand j'étais au cœur de mon épuisement professionnel. Ou devrais-je plutôt dire, après avoir essayé de faire du yoga (la pratique physique seulement) depuis mon adolescence, j'en suis venue à constater le pouvoir transformateur de la pleine conscience en pratiquant le yoga de façon régulière et en en intégrant les principes philosophiques. Je travaillais des heures et des heures dans un cycle qui semblait interminable. Je me sentais insatisfaite et mécomprise. En fin de compte, ce travail ne me convenait ni professionnellement ni personnellement. Je pouvais choisir de mettre la faute des facteurs extérieurs, ou faire le bilan de ma vie et des choix qui m'avaient amenée à ce point. C'était un chemin cahoteux vers la guérison de mon corps et de mon âme, mais j'étais profondément consciente de l'ampleur et des conséquences de mes choix.

Je voulais me retrouver et je voulais être heureuse. Je faisais des choix de carrières inadéquats dans l'espoir de changer ma vie. Puis, après ces essais et erreurs, j'ai finalement décidé de me lancer dans la formation professorale de 200 heures pour devenir instructrice de yoga hatha. Au départ, je n'étais même pas certaine de vouloir enseigner dans le contexte traditionnel d'un studio de yoga. J'ai ensuite découvert que j'adorais partager les fruits de mes apprentissages. J'ai reçu mon diplôme seulement quelques semaines après mes 30 ans. Une nouvelle phase de ma vie, de ma santé et de ma carrière commençait. Je me suis concentrée à créer et à vivre une vie harmonieuse où le bien-être et le bonheur sont la base d'une vie saine vécue avec intention et dans l'abondance.

Je ne savais pas alors que ma détermination serait mise à l'épreuve par le deuil vécu lors de ma première et de ma deuxième fausse couche dans la même année… Toutefois, ma vision restait la même : je voulais créer une vie de sens et d'harmonie, et non une vie de perfection où il n'y aurait jamais de tristesse, de déception ou d'erreurs. Je savais au plus profond de moi que je désirais être vraie et que mes actions reflètent mes paroles. J'ai déclaré à l'Univers que je désirais vivre une vie en alignement avec mes valeurs, ce qui s'est reflété dans le projet final de ma formation professorale de yoga. Je devais créer un mandala et j'ai choisi d'y représenter l'harmonie.

C'est avec ce thème comme guide que j'ai commencé à enseigner le yoga dans les studios de yoga, les centres communautaires et les bureaux, tout en apprenant à l'appliquer à ma vie de tous les jours. Sans surprise, j'ai découvert que j'éprouvais une certaine affinité pour les styles de yoga énergisant et ayant une approche thérapeutique globale. J'avais entendu parler d'instructeurs(-trices) de yoga, qui pratiquaient le reiki et qui mariaient les deux disciplines.

En faisant quelques recherches, j'ai remarqué qu'il n'y avait pas beaucoup de documentation sur ce style hybride. Il ne semblait pas non plus y avoir de lignes directrices. C'était le chaos! En gardant en tête que le reiki est un droit de naissance, j'ai décidé de partager humblement mes connaissances sur le sujet avec les participant(e)s dans mes cours de yoga pour les encourager encore plus à prendre en main leur parcours de bien-être. Grâce à l'inspiration, à la communication ouverte avec mes élèves et à mon expérience concrète, j'ai pu tracer quelques lignes directrices pour la pratique du yoga reiki. Ce livre est donc de mon désir de partager une sagesse ancestrale de manière nouvelle et sous une forme qui convient à la vie contemporaine tout en nous gardant dans le mystère intangible et le pouvoir infini de la guérison.

Le manuel de yoga reiki de Bright Star Woman vient de mon nom d'esprit qui m'a été donné par un aîné cri, Loup blanc, lorsque j'avais 27 ans, tout juste un an après l'épuisement professionnel qui a changé ma vie. Il m'a dit que je devais guider les autres par mon exemple, que comme pour les étoiles, la lumière était ma nature et briller était mon destin. En me voyant ravie et franchement très fière, il m'a rappelé qu'il y avait un nombre infini d'étoiles dans le ciel et que chacune a un dessein unique. Je n'avais aucune idée de ce qui se préparait pour moi à l'époque.

Dans les années qui suivirent, je me suis assumée en tant que guérisseuse, pour moi-même et professionnellement. Je me suis réinvestie dans ma pratique de reiki et j'ai commencé à enseigner le yoga et la méditation, tout en travaillant à l'ancrage de ma propre pratique au quotidien. C'est ce qui m'a transportée, m'a permis de passer à travers les épreuves de la dépression, l'hypothyroïdie, l'anxiété, le deuil et l'expérience de la perte. Le reiki, le yoga et la méditation m'ont ramenée à mon Moi, mon centre, ma paix. Lorsque je me sentais perdue ou dans le brouillard, la sagesse de ces pratiques m'apportait la lumière et la direction dont j'avais besoin. Observant ces bienfaits énormes dans ma vie, je devais tout simplement transmettre les merveilles de ces principes dans mes enseignements.

Je crois que nous sommes des êtres de lumière qui vivons dans des corps. Notre mission est de nous rappeler le plaisir que nous ressentons à briller pour nous-mêmes et à donner la permission à nos frères et sœurs de faire briller leur lumière unique dans le monde.

Bien que Mercedes ait écrit ce livre, c'est Bright Star Woman qui le lui a inspiré en murmures lors de méditation, de séances de reiki et de yoga. Bright Star Woman l'a guidée lorsqu'elle offrait ces enseignements à ses élèves et à sa clientèle. Bright Star Woman vous invite à redécouvrir votre lumière et à assumer votre pouvoir personnel par la prise de conscience et la pratique.

J'espère que ce livre, ou plutôt son contenu, servira de phare pour les âmes incarnées qui souhaitent retrouver leur pouvoir, reprendre le contrôle de leur vie, de leur santé et de leur corps, et qui désirent créer une vie harmonieuse de bien-être, d'intention et de sens, à l'intérieur comme à l'extérieur. La lumière du yoga reiki vous rappellera qui vous êtes au plus profond de vous-même. Nous pouvons ainsi apporter un peu plus de lumière à notre monde... Ensemble, brillons plus fort !

Première partie

Une Pratique Hybride Puissante

QU'EST-CE QUE LE REIKI?

LE REIKI EST un art de guérison japonais ancien, souvent associé au docteur Mikao Usui pour sa (re) découverte à la fin de sa méditation de 21 jours sur le mont Kurama-yama. Le mot « reiki » peut être traduit par « énergie de force vitale universelle ». De nombreux (-ses) praticien(ne)s et historien(ne)s du reiki pensent que l'essence du reiki en tant que méthode d'autoguérison était connue des moines tibétains qui ont pratiqué et préservé cette modalité pendant des centaines (voire des milliers) d'années.

Le reiki est une pratique holistique qui aide à amener l'esprit, le corps et l'âme dans un lieu de paix, d'harmonie et d'alignement. En termes simples, le reiki est une forme de travail énergétique. Souvent, un(e) praticien(e) pose les mains sur le corps d'un(e) client(e) (généralement par-dessus les vêtements, ce qui diffère de la massothérapie) afin de diriger le flux de reiki vers des zones spécifiques du corps du client ou de la cliente et, plus généralement, vers son champ énergétique.

Cependant, le toucher physique n'est pas toujours nécessaire, car certaines personnes n'aiment pas être touchées pour diverses raisons, et certains praticien(ne)s préfèrent passer leurs mains quelques centimètres au-dessus du corps pour percevoir l'énergie. Comme vous le sentirez lors de votre propre pratique, l'énergie n'a pas besoin du toucher pour circuler ou être ressentie. C'est l'une des raisons pour lesquelles le reiki à distance fonctionne aussi bien qu'une séance en personne. Pour ceux qui sont familiers avec la lecture intuitive, c'est similaire dans la mesure où il s'agit de se mettre à l'écoute de l'énergie d'un(e) client(e), mais le reiki à distance se concentre sur l'évaluation de votre bien-être énergétique (perçu comme un flux ou comme un manque de flux) plutôt que sur la réponse à une question que vous poseriez lors d'une lecture, par exemple.

L'énergie reiki circule dans notre corps comme de l'eau. Nous naissons avec le souffle, l'eau et la force vitale (rei) dans notre corps et nous sommes animés par l'énergie (ki) en plus de la produire. C'est ensuite à nous de choisir de respirer profondément, de laisser l'eau circuler en nous lorsque nous nous hydratons et de faire en sorte que la force de vie universelle du reiki évolue d'un ruissellement à un flux fort et constant.

Cet état d'alignement vous aide à créer une santé globale pour votre esprit, votre cœur et votre corps. Cette pratique holistique permet à l'énergie de la force vitale universelle de circuler librement dans votre corps pour aider vos corps physique, émotionnel et mental à faire ce qu'ils savent faire naturellement : vous restaurer et vous guérir.

MÉDITATION ET RELAXATION

En termes juridiques et pratiques, le reiki est considéré comme une technique de méditation et de relaxation, qui peut être assistée par un(e) praticien(ne) professionnel(le) de reiki dans le cadre formel d'une séance planifiée.

Toujours d'un point de vue juridique, des mots tels que « guérison » sont généralement évités pour parler du reiki, car ils sont souvent interprétés à tort comme des prétentions de cure. Tout au long de cet ouvrage, des variantes du mot « guérison » sont utilisées pour faire référence au processus de cultiver ou de retrouver un état de bien-être (homéostasie) et un mode de vie harmonieux, par le biais d'habitudes saines et de pratiques respectueuses de la vie qui sont propres à chacun.

La santé et le bien-être sont des concepts complexes qui reflètent les personnes qui les incarnent, ces concepts sont donc en mouvement constant. La santé et le bien-être de chaque personne dépendent de sa situation particulière ainsi que des pratiques effectuées et des traitements reçus. Ainsi, en tant que pratique de santé alternative, et dans un rôle de soutien, le reiki favorise la guérison.

Je veux clarifier que ma vision et mon expérience du reiki n'excluent pas la médecine allopathique et les traitements psychologiques. Je ne décourage pas la recherche de soins qui seraient pertinents pour votre santé physique ou mentale. La guérison est un processus complexe composé de plusieurs couches ; les aspects physique, mental, émotionnel et spirituel doivent être pris en compte. Chacun doit se donner les meilleures chances de guérison en recherchant et en acceptant une aide adaptée à ses besoins, et en choisissant une forme d'aide en accord avec ses valeurs.

En fait, aucun(e) praticien(e) de médecine traditionnelle ou alternative ne devrait vous décourager d'obtenir un traitement ou un soutien adéquat et équilibré en matière de santé et de bien-être si vous avez l'impression que cela pourrait vous aider. Par exemple, lorsque je souffrais d'hypothyroïdie, j'ai accepté le soutien hormonal qui m'a été prescrit, tout en continuant à travailler sur les aspects de ma vie qui contribuaient à ce déséquilibre.

Grâce à mes études et mon expérience directe, je sais aussi que le toucher (que ce soit le vôtre ou celui d'un[e] praticien [e] à qui vous faites confiance) changera l'état de votre système nerveux : vous passerez en mode parasympathique, ou ce que l'on appelle la « réponse de repos et de digestion » (*rest & digest* ou *tend & befriend*)). C'est le seul état qui nous permet de maintenir notre santé physique, car il permet à notre corps de se rétablir, de fonctionner correctement, d'éliminer les toxines et les hormones de stress créées dans l'état sympathique, ou ce que plusieurs d'entre nous entendent souvent aussi en anglais : la « réponse combattre, fuir ou figer » (*fight, flight or freeze*).

De mon expérience, j'ai pu voir le changement immédiat et tangible du comportement de mes élèves et de mes client(e)s lorsqu'ils passent en mode parasympathique. Ils passent à ce mode grâce à différentes méthodes comme la respiration profonde en pratiquant la pleine conscience, la méditation ou le yoga reiki, qui est au cœur de ce livre. Leur rythme cardiaque ralentit, leur respiration s'approfondit et leur corps se détend de façon visible. Je vois leur visage se détendre et leurs postures s'ouvrir alors que leurs corps reviennent à une posture naturelle, moins défensive ou agressive. Bien sûr, leur humeur s'améliore ou ils ressentent un relâchement émotionnel et leur énergie change, tout cela en quelques instants ! Je n'ai pas besoin de vous dire combien il est excitant de pouvoir faire partie du processus de guérison d'une personne.

Peu importe la façon dont vous choisissez d'approcher le reiki, il s'agit d'une pratique holistique dont on doit vivre l'expérience pour en retirer les bénéfices. Le reiki en tant que mode de vie contribue au bien-être général.

LES PRÉCEPTES REIKI : AFFIRMATIONS DU QUOTIDIEN

Certains préceptes reiki sont formulés telles des affirmations ou des prières dans le but de nous rappeler le style de vie que le reiki nous permet de cultiver. Le reiki n'est pas une pratique religieuse, mais plutôt une pratique spirituelle, comme la méditation. Ces affirmations sont considérées comme des pratiques quotidiennes parce qu'elles exigent une prise de conscience et le renouvellement de notre engagement. Que vous soyez un(e) fervent(e) praticien(e) de reiki ou que vous veniez de découvrir le yoga reiki dans votre chemin de vie, ce sont des principes de vie simples et sains à garder en tête.

LES PRÉCEPTES TRADITIONNELS DU REIKI

Aujourd'hui seulement, je ne m'inquiéterai pas.
Aujourd'hui seulement, je ne me mettrai pas en colère.
Aujourd'hui seulement, j'exprimerai de la gratitude.
Aujourd'hui seulement, je ferai mon travail avec honnêteté.
Aujourd'hui seulement, je ferai preuve de bienveillance envers tous les êtres vivants.

Bien que je comprenne l'intention de la version traditionnelle ci-dessus, je préfère ma propre version, qui fait appel à la loi de l'attraction et aux principes de programmation neurolinguistique de la manifestation, de la prise en charge de notre vie et de la création de notre réalité externe. J'ai aussi appris d'un aîné autochtone qu'un langage d'action simplifié et exprimé au présent est toujours plus puissant et efficace.

Des phrases comme « Je suis [nommer l'émotion ou le rôle] » et « Je choisis [nommer l'émotion, l'appel, l'action ou la situation que vous invitez dans votre vie, en aussi peu de mots que possible] » sont de puissants outils de manifestation. N'ajoutez pas « je ferai », « j'aurai » ou « je serai » entre les mots que vous choisirez. À la place de dire « je choisis de faire du yoga reiki », par exemple, vous pourriez dire plus simplement « je choisis le yoga reiki », et permettre à cette affirmation d'apparaître dans votre vie de la manière qui vous convient le mieux. Ces principes s'appliquent à toutes les pratiques d'affirmation. **Toutes les affirmations que vous choisissez d'adopter sont plus puissantes dans un langage simplifié, au présent de l'indicatif ; les formules commençant par « Je suis » et « Je choisis » sont vos meilleures alliées.**

Avec cette sagesse dans mon cœur, voici ma version des principes reiki.

LES PRÉCEPTES REIKI DE BRIGHT STAR WOMAN

Aujourd'hui, je choisis l'acceptation/la paix.
Aujourd'hui, je choisis la paix/le pardon.
Aujourd'hui, je choisis la gratitude/le contentement/la joie.
Aujourd'hui, je choisis l'intégrité/l'honnêteté/l'harmonie.
Aujourd'hui, je choisis la bienveillance/l'amour/le respect.

Choisissez les mots qui vous parlent le plus. Par exemple, si pour vous, le mot « acceptation » signifie mieux l'absence d'inquiétude, utilisez ce mot. Si « paix » représente mieux le contraire de « colère » pour vous, prenez ce mot. Pour chacune des affirmations, je propose des options qui évoquent les intentions des principes traditionnels du reiki, mais je me laisse guider par mon émotion du moment pour choisir mon vocabulaire.

LES HARMONISATIONS

J'ai reçu de nombreuses questions sur la signification des harmonisations reiki *(attunements)* et sur leur nécessité pour pratiquer le yoga reiki.

Les harmonisations sont des cérémonies au cours desquelles les aspirant(e)s praticien(ne)s du reiki reçoivent des symboles, au-dessus de leur corps et dans leurs mains, afin d'être initié(e)s à l'énergie reiki et de pouvoir la canaliser.

Ces cérémonies d'initiation sont des expériences puissantes qui permettent de découvrir l'énergie d'une nouvelle manière, surtout si l'on n'a jamais reçu de reiki ou d'autres modalités de guérison énergétique, comme la réflexologie, l'EFT, le Trager® ou les pratiques chamaniques, par exemple.

En général, les harmonisations sont effectuées par des maîtres enseignant(e)s de reiki et s'accompagnent d'une formation ou d'ateliers destinés à donner un contexte à l'énergie et à son utilisation en tant que modalité de mieux-être. Dans la lignée d'Usui, elles sont généralement proposées en trois ou quatre niveaux. Le niveau 1 est celui de l'apprenti, le niveau 2 est celui de praticien(e), le niveau 3 est celui de maître (ou du [de la] professionnel [le], ce sur quoi la plupart des écoles de pensée s'entendent), et dans certaines écoles de pensée, le niveau 4 est celui de maître enseignant(e).

En règle générale, les personnes ayant atteint les niveaux 1 et 2 ne facturent pas pour leurs services. Bien qu'il y ait un certain débat, les personnes ayant atteint le niveau 3 sont généralement considérées comme des professionnels, et certains les considèrent parfois aussi comme des enseignants. Un de mes enseignants m'a appris que le niveau 1 était celui d'élèves, le niveau 2 celui de professionnel (le) qualifié(e) et le niveau 3 celui de maître et enseignant(e). Une autre enseignante m'a toutefois appris que les niveaux 1 et 2 étaient ceux d'élèves, mais que les personnes ayant fait le niveau 2 étaient encouragées à offrir le reiki comme approche secondaire à leur profession (comme dans le cas de thérapeutes en soins corporels) ou comme bénévoles.

Selon cette maître enseignante de reiki, seules les personnes ayant terminé le niveau 3 (niveau maître dans toutes les écoles de pensée) peuvent être considérées comme des praticien(ne)s professionnel (le) s du reiki. Cette même enseignante recommande également l'enseignement à quatre niveaux, en distinguant les maîtres praticien(ne)s des maîtres enseignant(e)s, car comme elle l'explique, « tous les praticiens ne se sentent pas appelés à former les autres. »

Je pense, à titre personnel et professionnel, que sans les harmonisations, on peut expérimenter le reiki en tant que récepteur (ce qui est également la croyance de praticien[ne]s de reiki établi[e]s), mais aussi en tant que praticien(ne) autodidacte. C'est la partie qui semble révolutionnaire et pour laquelle j'ai reçu des critiques. Les praticien(ne)s traditionnel (le) s ne croient pas que les praticien(ne)s autodidactes non initié(e)s puissent « réellement canaliser le reiki ». Je pense personnellement qu'il s'agit d'une pensée tridimensionnelle archaïque et limitative qui oublie que la nature même du reiki est l'énergie et qu'elle ne peut donc pas être délimitée par le niveau d'initiation ou de formation d'une personne.

De la même manière, la musique peut être enseignée, ressentie et expérimentée, et elle peut aussi être créée et appréciée sans formation. La capacité à comprendre et à créer de la musique s'améliorera-t-elle avec une formation ? Absolument. Mais cela n'est pas nécessaire pour commencer à s'y intéresser, surtout si la formation n'est pas disponible ou utile pour le parcours de la personne. Nul n'a besoin d'être pianiste de concert pour aimer le piano ; on peut apprendre à en jouer et à aimer en jouer, que l'on soit autodidacte ou que l'on prenne des leçons pendant des années.

Je sais que l'énergie est partout et accessible à toute personne désireuse de se connecter à la Source avec intégrité. Le reiki n'apparaît pas simplement parce que j'ai dessiné des symboles sur vos mains ; l'idée est que ces symboles vous ouvrent en tant que canal. Cependant, l'énergie a toujours été présente, prête à l'usage et au partage.

Oui, j'ai été initiée au reiki et je suis maintenant maître enseignante de reiki dans au moins deux modalités (Usui et Blue Star) et je continue à apprendre constamment. J'ai aussi complété mon initiation au Reiki Karuna Om en 2021. Cela dit, de mon expérience, j'ai été témoin de personnes non initiées pouvant canaliser l'énergie reiki de façon autodidacte, et ce, tant chez les enfants que chez les adultes. Ce livre est basé sur cette observation et cette conviction que n'importe qui peut canaliser le reiki, et avec encore plus de succès grâce au mentorat, à de l'expérience et oui, à un apprentissage formel.

Je vois les personnes non initiées au reiki (personnes n'ayant pas reçu les symboles dans une cérémonie d'harmonisation) comme des pratiquants de yoga qui n'ont jamais assisté à des cours collectifs de yoga et n'ont jamais suivi de formation professorale de yoga ; elles peuvent pratiquer, mais leurs connaissances et leur expérience sont quelque peu limitées, et par conséquent, elles ne devraient certainement pas enseigner aux autres. Ces « non-initiés » (ou pratiquants autodidactes) peuvent toutefois s'épanouir avec l'encouragement nécessaire et un apprentissage formel.

J'ai vécu de belles expériences lors de mes propres initiations et j'ai été impressionnée par les changements dont j'ai été témoin lorsque j'ai initié mes client(e)s. J'encourage les praticien(ne)s autodidactes dévoués à obtenir une initiation, que ce soit avec moi sur mon site Internet (brightstarwoman.com), avec un(e) maître enseignant(e) de reiki de leur région ou avec tout(e) autre maître enseignant(e) de reiki qui correspond à leurs besoins.

La difficulté dans la recherche d'une initiation reiki est qu'il s'agit encore une pratique largement non réglementée et qu'il y a presque autant de styles et d'approches que d'enseignant(e)s. Des associations professionnelles existent, mais elles ne sont pas des organismes de réglementation. Au moment où j'écris ce livre, bien que j'aie plus de seize ans d'expérience avec le reiki, je ne fais toujours pas partie d'une association professionnelle de reiki. Peut-être le ferai-je un jour, mais je n'en ai pas encore ressenti le besoin. Je suis cependant une professionnelle agréée pour différentes modalités d'intervention auprès de la Complementary Therapists Accredited Association (CTAA).

Ce dont vous devez vous souvenir au sujet des harmonisations reiki est que je vous encourage à vivre au moins l'expérience d'un niveau avec un(e) maître reiki enseignant(e), mais si les ressources près de chez vous ne sont pas à la hauteur de vos attentes, ou si vous attendez de voir si vous voulez vraiment investir dans un cours (généralement, le premier niveau est le plus abordable et coûte quelques centaines de dollars), ne laissez pas cela vous empêcher d'apprendre le yoga reiki dès maintenant.

Si vous souhaitez approfondir votre expérience du reiki, que ce soit à titre personnel ou professionnel, je vous encourage vivement à passer tous les niveaux de la lignée reiki de votre choix (Usui, Blue Star, Karuna^{MD}, etc.) avant d'offrir le reiki à titre professionnel et de demander une compensation (vous trouverez plus d'informations à ce sujet dans la section La déontologie de l'enseignement du yoga reiki). Ce livre ne remplace pas une initiation, mais il est plutôt l'introduction à une pratique hybride, qui ne peut être qu'enrichie par des initiations de reiki et des cours de yoga. Si vous cherchez une formation de reiki pour votre propre pratique seulement, sachez que cela amplifiera votre expérience du reiki, tout en approfondissant votre propre pratique du yoga reiki.

QU'EST-CE QUE LE YOGA ?

BIEN QUE LE yoga soit ancré dans la philosophie (tel que documenté dans les sutras de yoga), le yoga est une ancienne pratique indienne de respiration (*pranayama*), de postures (*asanas*) et de principes directeurs (*yamas* et *niyamas*) visant à faciliter la méditation et à favoriser l'harmonie du corps et de l'esprit. En fin de compte, la pratique du yoga vise à conduire le (la) yogi(e) à l'illumination : la connaissance du Soi, du Divin et de l'Univers.

Le mot « yoga » se traduit par « union » et par « discipline ». Il s'agit donc de la pratique d'unir le corps et l'esprit, ainsi que de cultiver notre union avec notre sens personnel du divin ou de l'univers ; c'est un outil pour l'épanouissement de notre propre spiritualité.

Patanjali, l'auteur des sutras de yoga, a classé la pratique du yoga en huit membres ou étapes : yama (abstinences), niyama (observances), asana (postures), pranayama (respiration), *pratyahara* (retrait), *dharana* (concentration), *dhyana* (méditation) et *samadhi* (union, intégration). Le yoga moderne ou occidental éclipse souvent au moins six membres en se concentrant sur les asanas, ou la pratique physique des postures, et le pranayama, les techniques de respiration. Ces huit membres du yoga sont destinés à guider notre mode de vie afin de favoriser l'harmonie en nous-mêmes et avec les autres branches, la santé globale et l'unité spirituelle.

Le yoga est un produit de la culture et de l'époque qui l'a vu naître ; il est riche de mythes polythéistes pour expliquer comment la pratique a été découverte et a évolué. Cela dit, il s'agit essentiellement d'une pratique laïque ouverte à tous.

Naturellement, une pratique régulière du yoga, qui peut inclure des asanas, des exercices respiratoires, des chants et de la méditation, présente de merveilleux avantages pour la santé physique et mentale. Ces bienfaits, qui comprennent la forme physique et la souplesse jusqu'à la réduction du stress, la clarté mentale et au bonheur accru, ont été observés et rapportés dans de nombreuses études. Il a également été démontré que la pratique du yoga aide à réduire l'anxiété et à soulager la dépression.

LA COMBINAISON DU REIKI ET DU YOGA

CES DEUX MÉTHODES anciennes ont des principes fondateurs similaires. L'idée principale du reiki est que notre corps possède des couches d'énergie et que cette énergie circule sous forme de courant (canaux) ; le yoga enseigne que notre corps possède des *koshas* (cinq couches d'énergie) et que le *prana* (énergie vitale) circule dans le corps par les *nadis* (flux énergétiques) et se concentre près des *chakras* (centres énergétiques). En y réfléchissant, on constate que le ki et le prana sont différents mots pour parler d'énergie, à l'exception que le ki (ou « chi » comme le prononcent les Chinois) peut également faire référence à l'énergie désincarnée, comme dans le cas du feng shui (l'art des espaces de vie harmonieux). Il est dit que le prana n'habite que les êtres vivants.

Le reiki et le yoga sont tous deux des pratiques de santé orientales qui reposent sur le lien entre le corps et l'esprit. Elles favorisent également le développement d'une pratique spirituelle personnelle et d'une vision holistique du corps et de la santé, en s'orientant vers le concept du bien-être. Grâce à la pratique indépendante de ces disciplines, il devient évident que la combinaison de ces deux pratiques complémentaires crée une source puissante d'autoguérison.

LES BIENFAITS DU YOGA REIKI

DES ÉTUDES ONT DÉMONTRÉ que la pratique régulière du yoga contribue à la santé générale. Le yoga améliore la respiration, augmente la vitalité du corps et aide à la gestion du stress. Il améliore la flexibilité, aide à bâtir de la force et du tonus musculaire, et contribue à la santé circulatoire et à la fonction métabolique. Cela signifie qu'il aide également à gérer la pression artérielle et à maintenir un poids sain. La pratique du yoga entraîne une conscience du corps, ce qui est aussi crucial pour les performances sportives, mais son plus grand avantage, à mesure que nous vieillissons, est qu'il aide à prévenir les blessures. Au cours des dernières années, des études ont montré que le yoga soulage les symptômes de la dépression, et aide même à renverser les dommages à l'ADN qui sont à l'origine de cette maladie mentale.

Il y a beaucoup moins d'études de ce genre pour appuyer les affirmations disant que le reiki est une méthode de guérison holistique efficace. Les praticien(ne)s du reiki vous diront que cette approche aide à la relaxation, soutient les processus de guérison naturels du corps et au retour à l'homéostasie (l'état de fonctionnement optimal du corps). Pratiquer et recevoir le reiki aide à développer le mieux-être émotionnel, mental et spirituel d'une personne. Légalement parlant, le reiki est reconnu comme un art traditionnel japonais de guérison qui favorise la détente grâce à la canalisation d'énergie guérisseuse. Il encourage les conditions qui induisent une relaxation profonde, en plus d'aider à faire face aux difficultés physiques et émotionnelles de la vie, à soulager le stress émotionnel et à améliorer le bien-être général.

Ce que l'on sait, cependant, c'est qu'une personne qui se permet de se détendre et qui entreprend des actions qui contribuent à faire passer son système nerveux du mode sympathique (combattre, fuir ou figer) au mode parasympathique (repos et digestion), présentera généralement un taux de stress moins élevé, cultivera une attitude positive et aura un système immunitaire plus fort. De plus, une personne ayant une routine de mieux-être ou de ressourcement personnel (*self-care,* aussi appelé « autosoin » en français) bien établie verra s'accroître sa confiance en soi et son sentiment de satisfaction.

La méditation est un aspect de la pratique du yoga reiki. Ses bienfaits sur la santé physique, mentale et émotionnelle sont bien documentés. La communauté médicale allopathique reconnaît entre autres qu'une pratique régulière de la méditation diminue la pression artérielle, améliore la qualité du sommeil, réduit l'inflammation et la douleur chronique, aide à se débarrasser des dépendances et contribue à réduire les pertes de mémoire liées à l'âge. Des études ont démontré que la méditation améliore la santé mentale et émotionnelle, notamment en réduisant le stress, en atténuant l'anxiété chronique et les symptômes de la dépression, en augmentant la capacité de concentration et en développant la conscience de soi. Une pratique de méditation régulière a pour effet de favoriser la gentillesse et la compassion, ce qui permet de promouvoir des relations plus saines, plus heureuses et plus épanouissantes.

Le pratique hybride du yoga reiki offre tous les avantages combinés de ces disciplines individuelles, ainsi que le développement d'un sentiment et d'une conscience de soi accrus. Pratiquer le yoga reiki aide à entreprendre et à maintenir une pratique de méditation, à développer son intuition et à bâtir la confiance en soi, en plus de contribuer à la mise en place et le respect de limites saines dans tous les domaines de la vie. Le yoga reiki est une pratique holistique de bien-être.

LE REIKI ET LE TOUCHER THÉRAPEUTIQUE : L'EFFET SOMATIQUE

Beaucoup de personnes, aussi bien débutantes que non initiées au reiki, me demandent souvent s'il est normal qu'elles « ne sentent rien » ou « ne sentent pas ce qu'elles pensent devoir ressentir ». Elles me demandent même : « Est-ce que ça marche si je ne ressens rien, si je ne me sens pas différent, si je ne crois pas en ces choses-là ? ».

Je réponds toujours sans hésitation : « Faites confiance au processus, et ayez confiance que vous obtenez exactement ce dont vous avez besoin de cette pratique. »

Des études ont montré que le toucher n'est pas seulement très personnel, mais que selon le contexte, il peut aussi être thérapeutique. De plus, notre propre toucher est guérisseur, car il nous ramène à nous-mêmes, dans le moment présent, dans un mode de ressourcement personnel et de compassion. Le toucher thérapeutique a pour effet de réduire le stress et de faire basculer le système nerveux (du sympathique « combattre, fuir ou figer » au parasympathique « se reposer et digérer »). C'est l'une des façons dont la massothérapie favorise la connexion corps-esprit et le bien-être général d'une personne.

Dans un article publié le 20 octobre 2016 par Noel Wight intitulé *Touch Transforms Lives* (« Le toucher thérapeutique transforme des vies »), le Somatic Therapy Center (thesomatictherapycenter.com) a publié sur son site Internet la déclaration suivante, qui résume l'effet somatique du toucher thérapeutique sur le bien-être global et la guérison :

> *« Dans la mesure où l'on considère que l'absence de toucher est néfaste, on peut dire que la présence de toucher est tout aussi bénéfique, voire transformatrice.*
>
> *Le toucher est ressenti comme une sensation physique, mais aussi comme une émotion sur le plan affectif. Le toucher communique des sentiments. Il apaise et crée un sentiment de sécurité et de confiance. Un toucher chaleureux et bienveillant ralentit le rythme cardiaque et calme le stress cardiovasculaire. Des études ont montré que les câlins produisent de l'ocytocine, l'"hormone de l'amour", qui réduit le stress, abaisse le taux de cortisol et augmente le sentiment de confiance et de sécurité. Le toucher est également porteur de compassion et il ouvre notre cœur. Nous disons que nous sommes "touchés" lorsqu'une expérience nous émeut. Il existe également un besoin d'être touché psychologiquement (recevoir de l'attention, des soins, de la reconnaissance et de l'amour) qui est aussi important que le besoin de toucher physique.*
>
> *À mesure que nous comprenons les effets du manque de toucher et que nous reconnaissons les bienfaits du toucher, il devient évident*

que les thérapies qui utilisent le toucher direct peuvent avoir une profondeur et une puissance qui permettent d'accéder à une guérison qui n'est pas possible sans ce toucher.

Le toucher est la clé qui nous donne accès aux connaissances du corps. Notre corps est le détenteur de la mémoire. Nous vivons notre vie avec et à travers nos cinq sens. Notre corps se souvient des événements, des sentiments et des pensées qu'il a connus et qui l'ont façonné. Il est notre compagnon de tous les instants et, en tant que tel, il porte la trace de nos vies dans chacune de ses cellules. Le toucher est une porte d'entrée directe vers ce réservoir de connaissances.

Les gens pensent souvent que les problèmes psychologiques se situent dans l'esprit. Cependant, au cours des 30 dernières années passées à rencontrer des client(e)s, nous savons, et la science l'a confirmé, que le corps et l'esprit ne sont pas séparés ; ils sont inséparables. Les émotions se manifestent aussi bien dans le corps que dans l'esprit. Le corps est le véhicule de l'expression des émotions et cela se fait principalement par le mouvement. Parfois, le sentiment peut être exprimé par une expression faciale triste, un mouvement colérique de la main, un pied qui tape le sol ou un grand saut de joie. Il y a aussi des changements chimiques dans le corps qui sont associés aux émotions. Dans ses recherches, Candace Pert a même repéré la molécule de l'émotion. Le toucher permet d'accéder à ces émotions bien plus facilement que la parole seule. Accompagné d'un dialogue compatissant et conscient, le toucher favorise la guérison physique et émotionnelle [traduction libre]. »

Bien que la citation ci-dessus concerne spécifiquement la thérapie somatique en tant que domaine de soins, elle décrit clairement les avantages du toucher dans les approches thérapeutiques.

De plus, notre propre toucher thérapeutique, s'il est doux, bienveillant et attentif à nos propres besoins, agit sur le plan somatique pour communiquer un sentiment de sécurité, de confort et d'autocompassion. Le corps interprète le toucher thérapeutique comme une forme de soin et de soutien, ce qui le rend capable de libérer les tensions et les émotions qui ont pu se loger dans des parties du corps (comme on le croit dans la médecine traditionnelle chinoise) ou dans le champ énergétique du corps (comme on le croit dans la pratique du yoga et du reiki). En résumé, le toucher nous fait nous sentir en sécurité et soutenus.

La vérité est que l'énergie circule dans notre corps, que nous en soyons conscients ou non. Nous pouvons devenir conscients de ce flot, et de l'énergie en général, en nous y exerçant. Lorsque vous buvez un verre d'eau, devez-vous penser à l'absorber ou votre corps le fait-il automatiquement ? Bien sûr, vous pouvez boire cette eau de façon consciente, en rendant l'expérience méditative et plus puissante en demandant à votre esprit et à votre corps de porter attention au fait de boire l'eau : sentir l'eau sur votre langue et dans vos joues, remarquer sa température, la goûter, l'avaler intentionnellement et la sentir recouvrir l'intérieur de votre gorge, glisser le long de votre œsophage et atterrir dans votre ventre. Cela dit, que vous y pensiez ou non, votre corps va recevoir et assimiler l'eau.

L'énergie est similaire ; vous pouvez la considérer de façon consciente ou non. Vous pouvez être influencé inconsciemment par l'énergie des autres, de votre environnement, de la nourriture que vous avez choisie (nourriture, boisson et autres produits comme les formes d'art, les passe-temps comme la musique que vous écoutez ou les livres que vous choisissez de lire). Vous pouvez aussi choisir d'être plus intentionnel quant aux énergies que vous accueillez et encouragez dans votre sanctuaire intérieur et votre vie quotidienne.

LA CONSCIENCE ÉNERGÉTIQUE ET LES SENS

Un élément important du yoga reiki est de développer notre propre perception de l'énergie et celle de l'énergie de la force vitale universelle qui nous traverse. Nous pouvons favoriser la prise de conscience de l'énergie (la vôtre et celle des autres) en l'exerçant grâce à différentes pratiques. L'une d'entre elles peut bien sûr être le yoga reiki, mais elles peuvent être tout ce que vous faites avec conscience, en tant qu'observateur de votre propre personne et de votre propre comportement.

Lorsque nous pratiquons le yoga et la méditation, lorsque nous colorions ou que nous nous exprimons de manière artistique, lorsque nous écoutons de la musique inspirante, lorsque nous sommes entraînés dans une histoire ou un film et que nous nous sentons interpellés, lorsque nous nous exprimons de manière créative, que nous dansons ou rions avec une aisance qui nous permet d'ÊTRE tout simplement : ce sont autant de façons de nous ancrer dans notre corps, dans le moment présent, qui est vraiment le seul moment de pouvoir qui existe. Le présent est le moment où nous sommes le plus nous-mêmes, le plus créatif, le plus intuitif et le plus puissant. Lorsque nous sommes présents, nous pouvons observer, écouter, ressentir, goûter, sentir. Puis nos autres sens s'éveillent parce que nous avons créé un espace pour qu'ils soient harmonisés.

Tout comme nous avons des sens physiques plus forts, à mesure que nous développons notre conscience énergétique, notre moi intuitif peut avoir des forces et se manifester de manière spécifique.

Dans une pratique de méditation, nous nous ancrons souvent dans la respiration : nous l'observons, la sentons, la visualisons, l'écoutons, etc. Nous utilisons aussi nos cinq sens physiques comme outils pour nous ancrer dans notre corps et dans le moment présent. En utilisant ces sens, nous les affinons et nous pouvons remarquer que l'un d'eux est plus fort ou plus facile à exploiter. Notre perception extrasensorielle fonctionne de la même manière.

Lorsque nous pratiquons le yoga reiki, nous apprenons à remarquer l'énergie en utilisant nos sens ET notre perception extrasensorielle, car notre corps physique n'est pas le seul endroit où l'énergie circule, bien que cela en fasse certainement partie ! Lorsque nous nous concentrons et balayons le corps (*scanning the body*) avec notre esprit, nous balayons également notre champ d'énergie. Dans ce processus, nous sommes amenés à remarquer des sensations, des sentiments, des pensées, des images, la température, des goûts, des mots, des zones du corps qui « parlent » plus que d'autres ou qui peuvent attirer plus d'attention, ou qui le font de manière persistante. Bien qu'il existe certaines lignes directrices ou méthodes qui donnent des résultats plus constants, ce n'est pas possible de « mal balayer ». De plus, quelle que soit la façon dont *vous* percevez les messages de votre corps et de votre champ d'énergie, sachez qu'elle est parfaite pour vous puisqu'elle vous convient. En vous exerçant, vous remarquerez que vos perceptions vous parviendront plus facilement sous une forme (ou plusieurs).

Pour les praticien(ne)s traditionnel(le)s du reiki, on disait que la chaleur (ou plus généralement la température) indiquait le flux d'énergie. Ce n'est qu'une petite partie de la façon dont l'énergie peut être perçue ! Alors, rassurez-vous, si vous êtes un « guérisseur aux mains froides », cela ne signifie pas que le reiki ne circule pas, que « vous n'avez pas de compétence innée » ou que votre pratique du yoga reiki ne fonctionne pas ; portez simplement attention à la façon dont vous recevez les messages et à votre guidance intuitive. Remarquez comment le reiki VOUS est bénéfique, pendant et après votre pratique.

Si vous êtes sceptique ou tenté de céder à vos inquiétudes, tenez un journal de vos expériences et de ce que vous avez ressenti dans votre corps, votre esprit et votre humeur, après avoir pratiqué le yoga reiki (il pourrait aussi s'agir de vos notes de praticien(ne) concernant les expériences vécues par votre clientèle). Vous pourrez le relire et noter les tendances. Un coach de vie m'a dit un jour : « Tu peux atténuer la voix du doute sous le poids de ta liste de preuves. » Il s'agit d'une liste de vos accomplissements et de ce dont vous êtes reconnaissants. En somme, c'est une liste de toutes les façons dont vous réussissez à réaliser vos projets, de vos objectifs et de vos aspirations. Cette liste de preuves vous aide à célébrer l'expérience et le processus en cours de parcours au lieu de vous concentrer seulement sur vos buts et sur les résultats. Il s'agit de noter votre expérience, par exemple sous la forme d'un journal de bord de votre pratique.

QUI PEUT FAIRE DU YOGA REIKI ?

QUOIQU'Il PUISSE SEMBLER EXAGÉRÉ de dire que tout le monde peut bénéficier de cette pratique hybride, c'est pourtant la vérité. Individuellement, le yoga et le reiki sont des modalités qui profitent à tout le monde, physiquement, mentalement et émotionnellement. Ce sont deux pratiques de ressourcement personnel bien établies. Les débutant(e)s, les yogi(e)s et les praticien(ne)s du reiki découvriront des perles de bien-être grâce à cette pratique hybride.

Cela dit, on pense peut-être moins rapidement à certains « candidats idéaux » pour la pratique du yoga reiki.

- Les personnes en moins bonne forme physique ou à mobilité réduite peuvent préférer ce style doux, car la plupart des poses peuvent être adaptées ou remplacées par une version moins exigeante et plus accessible.
- Les personnes intéressées par une méditation physique ou tactile apprécieront cette approche introspective,

mais subtilement physique, de la méditation (par exemple, les apprenants kinesthésiques apprécieront cette façon de percevoir l'énergie).
- Les personnes qui souffrent de problèmes physiques et mentaux chroniques bénéficieront d'un ralentissement du corps et d'une reconnexion avec la respiration et l'énergie.
- Les personnes qui souffrent d'anxiété ou de dépression bénéficieront de l'ancrage doux dans le moment présent qu'offre le yoga reiki.
- Les personnes qui veulent développer leur intuition, renforcer leur confiance en elles et en l'Univers, l'Esprit, le Créateur ou Dieu, et qui souhaitent établir et maintenir des limites saines dans leur vie, bénéficieront de cette pratique de prise de conscience (de soi).

Toute personne souffrant d'affections physiques ou mentales chroniques peut bénéficier d'une bonne écoute de son corps, d'un ralentissement, d'une respiration intentionnelle et d'un apaisement du système nerveux et d'une écoute des messages du corps ; c'est ce que le yoga reiki permet. Offrir une douce énergie reiki là où elle est nécessaire aide à détendre le corps pour l'apaiser et en libérer les débris énergétiques à un rythme personnalisé.

Si vous souffrez d'anxiété (projection future malsaine), ou de dépression (projection passée malsaine), le yoga reiki vous ancre dans le moment présent et vous rappelle que vous êtes assez, que vous êtes digne, et que vous avez absolument tout ce dont vous avez besoin en vous.

Le yoga reiki nous permet de cultiver le ressourcement personnel et l'intuition, qui sont des superpouvoirs dans notre monde rapide et axé sur la productivité. Si vous voulez renforcer votre intuition, le yoga reiki est une pratique idéale de prise de conscience de soi et de confiance soi. Cette pratique contribue également à l'établissement de relations plus saines, car elle nous aide à prendre conscience de nos valeurs et de nos limites, ce qui nous aide à renforcer ces limites dans tous les aspects de notre vie. Le yoga reiki nous rappelle à quel point nous sommes forts lorsque nous sommes en train d'ÊTRE.

Le yoga reiki peut vous aider à faire face à diverses situations et à vous épanouir...

Le yoga reiki bénéfique à plusieurs niveaux

CORPS	ESPRIT	COEUR ET ÂME	TRANSITIONS DE VIE
• Douleurs chroniques • Affections chroniques • Blessure et rétablissement • Problèmes de sommeil • Problèmes de digestion • Déséquilibres hormonaux • Accroître la conscience du corps, créer des habitudes saines	• Anxiété • Dépression • Gestion du stress • Instaurer une pratique de méditation • Accroître la conscience de soi, établir des limites	• Surmenage • Programmes de rétablissements (TSPT, toxicomanie, comportement) • Établir des limites • Créer des habitudes saines • Accroître l'intuition, bâtir la confiance	• Transitions de vie • Transitions de carrière • Déménagement • Changements dans une relation, tels qu'une séparation ou un divorce • Deuil et perte • Prendre du recul, trouver la paix

LES TYPES DE YOGA LES MIEUX ADAPTÉS POUR CETTE PRATIQUE

SI ON PENSE à la multitude de types de yoga qui sont pratiqués et enseignés à travers le monde de nos jours, nous pourrions penser que le reiki peut être jumelé à n'importe quel type de yoga, ce n'est pas faux en théorie. En fait, je vous encourage à essayer différentes pratiques de yoga avec votre pratique de reiki pour voir ce qui fonctionne pour vous.

Même si le reiki comporte une approche thérapeutique, on peut aussi l'utiliser pour stimuler l'énergie et pour la rétablir. Le type de yoga choisi déterminera la perspective ou l'objectif; une pratique de yoga hatha ou flot sera plus vigoureuse qu'une pratique de yoga yin ou régénérateur, qui aura bien sûr un effet différent sur les muscles, les tissus conjonctifs, les organes et l'énergie dépensée et produite.

Cela dit, certains types de yoga se prêtent bien, ou plus facilement, à l'aspect introspectif de la connexion avec l'énergie de force vitale universelle du reiki et à la canalisation pour soi[1] (*self-treatment*). J'ai constaté que mes élèves étaient plus réceptifs au yoga hatha et flot doux, au yoga yin et régénérateur.

Lorsque vous avez besoin de plus d'enracinement et d'intégration, le yoga yin et le yoga régénérateur sont les pratiques de choix puisqu'elles se font au sol dans un rythme lent. Elles créent moins d'impacts physiques et elles sont plus introspectives.

Lorsque vous avez besoin d'un regain d'énergie et pour briser la routine, vous pouvez privilégier une pratique douce de yoga hatha ou de yoga flot, car elles intègrent plus de mouvement. Le corps est plus directement impliqué dans le renouvellement de l'énergie, et la pratique ressemble à une méditation active. Personnellement, je n'aime pas beaucoup (voire pas du tout) les poses debout dans un cours de yoga reiki hatha ou flot doux. Il est possible de faire demeurer près du sol pour rester profondément enraciné et présent, ce qui est également une composante importante de la pratique du reiki.

Il est possible aussi de faire du yoga reiki vinyasa ou dynamique (communément appelé *power yoga*), mais je ne le recommanderais pas si le yoga reiki est encore nouveau pour vous ; ces pratiques requièrent une pratique de yoga et de yoga reiki établie. Tenir des postures ou effectuer des séquences difficiles demande déjà beaucoup d'énergie et de concentration. À cela s'ajoute l'intention du reiki et de l'autotraitement dont il faut se souvenir pendant la pratique. Trouver les positions des mains, les visualisations, les symboles et les chants pour concentrer l'énergie reiki aux moments clés durant la pratique de yoga exige beaucoup de créativité.

---

1. En français, l'action de se faire un traitement de reiki à soi-même se dit aussi « s'offrir du reiki » ou encore « autotraitement ». En anglais, on utilise *self-*

treatment pour parler d'une personne qui canalise l'énergie du reiki pour elle-même.

LES MAINS : DES PORTAILS DE GUÉRISON

BIEN QUE LE reiki soit un art de guérison unique, je tenais à souligner que nombre de cultures ont reconnu et nourri l'existence de l'énergie et ont pratiqué la guérison en utilisant les mains comme instrument. Notre corps est complexe, beau et miraculeux ! Je crois que nos mains sont porteuses de magie…

LES MUDRAS

La tradition yogique fait usage des *mudras* (terme traduit par « sceau » et « geste »), en créant des formes avec les mains et en exerçant une légère pression sur différents points. Ceci stimule certaines parties du cerveau, par lesquelles les messages sont communiqués au corps, entraînant des effets physiques, mentaux et émotionnels. De plus, nous savons maintenant que les changements qui ont lieu à ces niveaux apportent des changements énergétiques encore plus grands, et vice versa. Les mudras sont communément appelées « le yoga des mains ». Elles ne sont pas aussi bien comprises (ou utilisées) dans le monde occidental que les asanas (postures de yoga), mais cela est en train de changer, car nous découvrons la force tranquille et la médecine subtile des mudras. Nous pouvons les pratiquer pendant quelques respirations ou plusieurs minutes, et répéter cette pratique plusieurs fois par jour pour renforcer les caractéristiques physiques, mentales, émotionnelles et spirituelles que nous souhaitons voir se développer en nous. En plus de la mudra *chin* ou *gyan*, bien connue (pour la sagesse) et la mudra *anjali* (pour l'équilibre et le dévouement), mes mudras préférées sont *kalescara* (le Maître du Temps), *trimurti* (pour les transitions de vie), *vajrapradama* (la confiance inébranlable) et *abhaya hridaya* (le cœur intrépide).

LES MÉRIDIENS ET LA RÉFLEXOLOGIE

En médecine traditionnelle chinoise (MTC), la théorie des méridiens a guidé le développement de la réflexologie, de l'acupuncture, du shiatsu et d'autres disciplines similaires. En tant que réflexologue des mains certifiée, je trouve cette méthode d'autant plus fascinante qu'elle est facilement accessible en tout temps. Notre corps est tracé dans nos mains ; les deux mains forment une image complète du corps physique, ce que j'ai constaté à maintes reprises avec des client(e)s. Même mon mari, qui est rationnel et analytique, a été surpris et émerveillé que je puisse déterminer une affection physique précise qui le touchait à partir de ce que j'avais perçu dans ses mains au cours d'un traitement réflexologique.

La réflexologie affirme également qu'en massant les pieds pendant deux minutes, on active les méridiens inférieurs (les reins et la vessie, le foie et la vésicule biliaire, l'estomac et la rate) et qu'en massant les mains pendant deux minutes chacune, on stimule les méridiens supérieurs (l'estomac et la rate, le cœur et les intestins, les poumons et le côlon). Et cela sans connaissance sophistiquée des méridiens, des zones réflexes ou des points de pression !

Les praticien(ne)s professionnel(le)s d'EFT vous diront qu'il y a plusieurs points de tapotement dans les mains, y compris le point karaté, situé sur le côté de la main, où la plupart des déclarations initiales sont faites dans cette modalité de guérison. Il existe également des points près du bout des doigts et entre les articulations. Bien que je ne sois pas une experte de l'histoire du tapotement, c'est la technique de libération émotionnelle créée par le Dr Roger Callahan sous le nom de Thought Field Therapy (ou Tapping Therapy) qui est à l'origine de la théorie du tapotement sur les méridiens, telle que décrite par la médecine traditionnelle chinoise. La thérapie par tapotement a par la suite été développée par Gary Craig, un maître en programmation neurolinguistique (PNL), afin d'adjoindre un vocabulaire puissant à cette technique qui utilisait déjà la connexion corps-esprit et les méridiens. L'EFT permet d'exprimer les émotions qui pourraient être piégées dans le corps, de les libérer en les acceptant et de recadrer notre expérience dans une optique constructive et respectueuse de soi.

Les chamans et les aînés des communautés autochtones évitent également de « pointer du doigt », car ils comprennent qu'une énergie puissante est dirigée à partir de nos mains et de nos doigts.

Les mains sont plus que des parties du corps utiles et des outils du quotidien ; elles sont de véritables portails de guérison.

ÉLÉMENTS CLÉS DE LA PREMIÈRE PARTIE

- Le yoga reiki est une pratique hybride qui combine la pratique indienne de bien-être du yoga et l'art de guérison japonais du reiki.
- Le yoga reiki est une pratique thérapeutique qui utilise l'énergie vitale. Cela se fait par le toucher et la perception de l'énergie, par exemple lorsqu'on fait un balayage de notre champ énergétique à l'aide du mouvement, de la respiration, de la visualisation et du son. Cette pratique nous permet d'être dans le moment présent, d'entretenir la conscience de soi, et de favoriser un état d'homéostasie qui permet la guérison.
- Parce qu'il s'agit d'énergie, le reiki peut être canalisé pour une pratique personnelle sans initiation, mais ne doit pas être pratiqué sur d'autres personnes sans recevoir une harmonisation d'un(e) maître reiki enseignant(e). Suivre au minimum une formation de niveau 1 en reiki est encouragé pour la pratique personnelle, mais ce n'est pas obligatoire pour utiliser ce livre.

- On peut pratiquer le yoga reiki avec toute forme de yoga traditionnel. Cependant, les styles thérapeutiques comme le yoga hatha ou flot doux, le yin et le yoga régénérateur peuvent être des jumelages plus naturels en fonction des besoins de la personne qui pratique le yoga reiki.
- La perception de l'énergie peut prendre de nombreuses formes, notamment par le biais des sens, et l'expérience de chaque personne est unique et valable.
- Le yoga reiki peut être bénéfique à tous, tant sur le plan physique qu'émotionnel, mental et spirituel.
- Le yoga reiki aide à vivre le moment présent et à stimuler la pleine conscience, l'intuition et la confiance.
- Le yoga reiki contribue à des choix de vie sains et à des relations harmonieuses grâce au respect de soi et à l'établissement de limites saines.
- Le yoga reiki renforce les autres pratiques de bien-être qu'une personne peut avoir.
- Les mains sont considérées comme des portails de guérison dans de nombreuses cultures et traditions.

Deuxième partie

Façonner Votre Pratique

STRUCTUREZ VOTRE PRATIQUE DE YOGA REIKI
L'ENRACINEMENT ET L'INTENTION

IL S'AGIT d'une pratique courante dans tous les cours de yoga. Prenez le temps d'arriver et de vous centrer en prenant des respirations profondes, attentives et égales. Vous pouvez compter jusqu'à quatre à l'inspiration et à l'expiration. Avec votre regard intérieur, balayez votre corps de la tête aux pieds, avec l'intention d'observer et non de juger. Remarquez votre énergie, votre humeur, vos pensées et les sensations particulières que vous ressentez dans votre corps.

À partir de ce lieu de conscience, choisissez une intention pour votre pratique ; l'intention est le thème autour duquel vous choisissez de bouger et de respirer, et peut-être est-ce quelque chose que vous souhaitez cultiver, inviter, ou même envoyer à quelqu'un.

Par exemple, votre thème peut être la compassion. Vous pouvez vous offrir plus de compassion, en particulier dans les poses et les mouvements que vous trouvez difficiles, ou dans lesquels vous ressentez de la frustration. Vous pouvez choisir de cultiver l'harmonie, ou d'inviter l'abondance, ou même simplement d'envoyer de l'amour à quelqu'un que vous souhaitez soutenir. Lorsqu'il s'agit de fixer une intention, choisissez ce qui vous parle dans le moment présent.

Au départ, si vous êtes assis pour la partie de votre pratique consacrée à l'enracinement, je recommande d'ouvrir la séance avec la mudra anjali (c'est-à-dire les mains en prière au-dessus de votre cœur) et un chant, tel que Om, pour donner le ton et ouvrir votre espace sacré. Au-delà de l'utilisation des sons (voix, cloches, tambour, hochets, etc.), les espaces peuvent également être libérés de la négativité et de l'énergie stagnante, et être harmonisés à l'aide de plantes médicinales comme la sauge (aussi appelée fumée sacrée) ou un mélange d'herbes et de fleurs en vaporisateur (un vaporisateur d'huiles essentielles par exemple).

Si vous avez envie de vous enraciner en vous allongeant sur le dos en savasana, vous pouvez tout de même commencer par un chant, mais la mudra anjali (mudra de salutation, qui équilibre le corps et l'esprit) devient un peu plus difficile. Reposez-vous simplement sur le dos et chantez Om (ou un autre mantra de votre choix) si vous le souhaitez. Remarquez l'expérience du son qui vibre dans votre corps depuis le sol (par opposition à la position assise). Vous ressentirez probablement la réverbération différemment.

Si vous êtes un instructeur(-trice) dirigeant un cours de yoga reiki, vous pouvez choisir de chanter au nom de votre classe dans le cas où les participant(e)s ne sont pas encore à l'aise avec le chant ou si vous pensez qu'ils peuvent bénéficier de recevoir le son plutôt que de le produire.

L'ACTIVATION REIKI

LE PROCESSUS d'activation de l'énergie reiki est spécifique à la pratique du reiki et, par extension, au yoga reiki. Il s'agit d'inviter consciemment le flot d'énergie reiki dans votre corps et d'entretenir cette énergie.

Activer le reiki, c'est un peu comme brancher son ordinateur portable ; l'appareil fonctionne grâce à une pile, mais il utilisera l'énergie de la source s'il est branché à une prise électrique.

La plupart du temps, j'utilise une visualisation guidée du feu intérieur et du flot d'énergie universel et je l'invite dans mon corps (méditation ci-après).

Vous pouvez aussi simplement répéter le mantra « Reiki » (trois fois, dans votre esprit ou à voix haute), ce qui peut aussi être combiné avec le frottement des mains l'une contre l'autre pour créer de la chaleur et appeler l'énergie dans vos mains (sortie du canal).

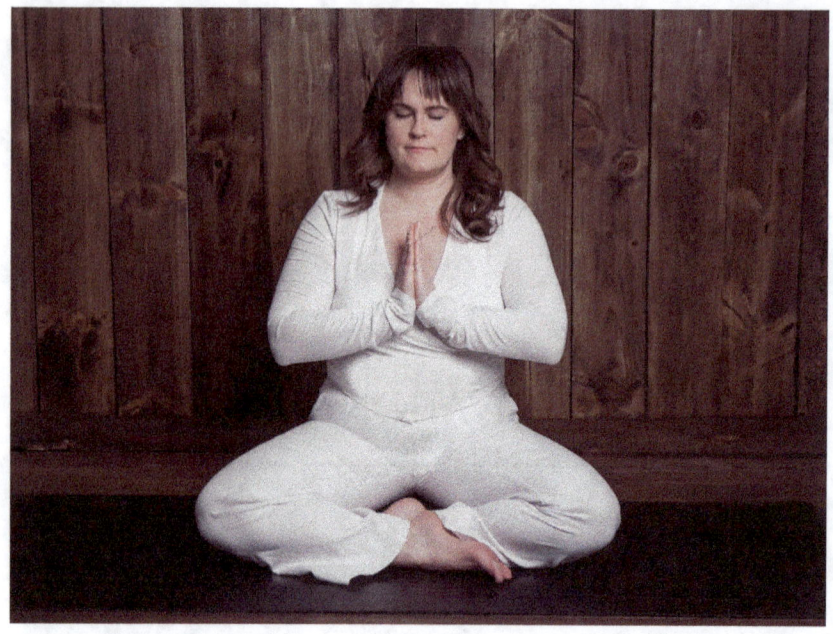

Asseyez-vous confortablement avec les mains l'une contre l'autre et activez le flot de reiki par la visualisation. Vous pouvez aussi le faire en position couchée avec les bras de chaque côté de vous.

La personne qui pratique le reiki sait également inviter les guides du reiki lorsqu'elle ouvre un espace sacré pour la pratique ; je vous encourage à inviter vos guides (dans votre esprit ou à voix haute) à créer cet espace de guérison pour vous.

Une autre suggestion serait de chanter Om Reiki Reiki Reiki Om à ce moment-là, surtout si l'enracinement a eu lieu en savasana (allongé sur le dos).

Rendez-vous sur BrightStarWoman.com pour obtenir votre méditation reiki gratuite, qui constitue une merveilleuse activation pour votre pratique.

BALAYER LE CORPS ET LE CHAMP ÉNERGÉTIQUE

AVANT DE COMMENCER un traitement de reiki, le (la) praticien(ne) balaie le corps du client ou de la cliente avec ses mains (là où l'énergie reiki se concentre) pour avoir une idée de ce qui se passe dans le champ énergétique de cette personne. C'est également le cas lorsqu'une personne effectue un autotraitement. Cela signifie que si vous pratiquez le yoga reiki, vous allez balayer votre énergie pour vous mettre au diapason avec votre corps (ou plutôt vos corps, car nous considérons que l'émotionnel, le mental et le spirituel font partie intégrante de notre être). Le balayage reiki de l'aura devient de plus en plus facile avec le temps. Il se peut que vous commenciez à ressentir des changements de température, des picotements ou des sensations spécifiques, à voir des images mentales ou à avoir une pensée ou une émotion lorsque vous survolez une certaine partie de votre propre corps.

AUTOTRAITEMENT

C'EST LÀ que vous pouvez faire preuve de créativité ! Il existe des positions traditionnelles des mains qui sont recommandées pour obtenir un traitement complet, et ensuite, vous pouvez ajouter vos propres positions. Personnellement, je traite de la tête aux pieds, même quand je m'offre du reiki, à moins que ma journée soit chargée en émotions ou que je me sente déracinée et déconnectée. Dans ce cas, je traite d'abord mon cœur (le centre des sept chakras), puis je continue le traitement de la tête aux pieds. Assurez-vous que vos mains sont légèrement en forme coupe pour concentrer l'énergie dans vos mains. Pour vous en souvenir, imaginez que vous buvez de l'eau avec vos mains ; l'eau est plus facile à recueillir dans vos paumes lorsque vos mains forment un récipient que si vos doigts sont écartés et vos paumes à plat...

Vous pouvez aborder l'autotraitement en vous concentrant sur le corps physique ou sur les centres énergétiques des chakras, ou les deux. J'ai tendance à combiner les positions traditionnelles des mains du reiki Usui avec des positions non traditionnelles, puis en dirigeant mes mains aux emplacements des chakras et à tout endroit où mon intuition guide mes mains.

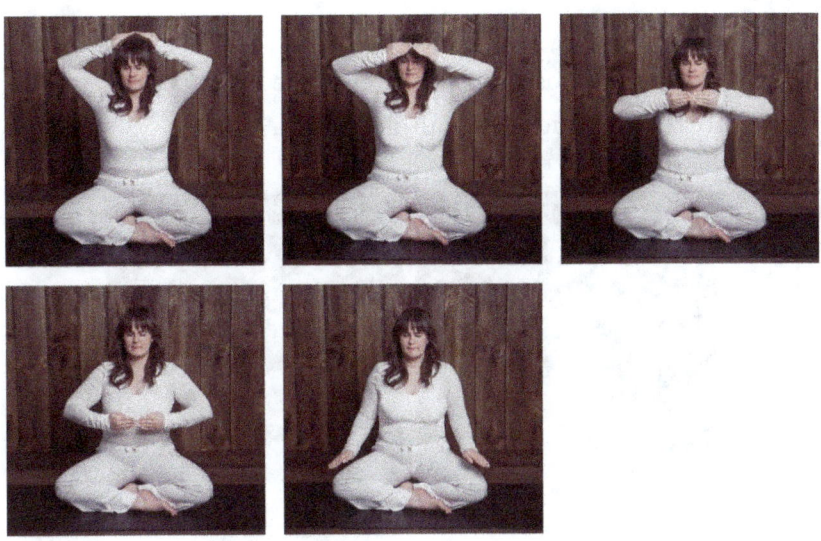

Les yeux fermés, balayez votre champ d'énergie en faisant flotter vos mains à quelques centimètres au-dessus de votre corps.

Ci-dessous, vous trouverez des exemples de positions des mains pour l'autotraitement.

POSITIONS DES MAINS

Les positions des mains que vous trouverez dans cette section sont un mélange de positions traditionnelles Usui et contemporaines (ou « intuitives ») pour faciliter votre autotraitement. Lorsque vous procédez à un traitement de reiki sur vous-mêmes, que ce soit dans le cadre d'une pratique de reiki ou d'une pratique de yoga reiki, apportez vos mains en forme de coupe (paume concave, doigts serrés l'un contre l'autre, comme si vous buviez de l'eau avec vos mains) pour permettre à l'énergie de

« remplir » vos mains et de passer de vos mains à la zone que vous voulez traiter.

LA TÊTE

Il existe plusieurs positions de mains que vous pouvez utiliser pour votre tête lorsque vous vous donnez du reiki.

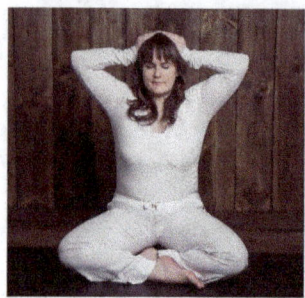 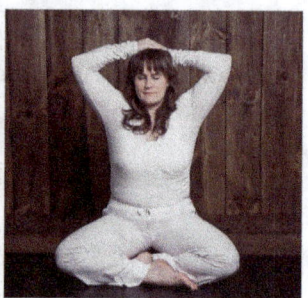

le DESSUS DE LA TÊTE : placez vos mains sur le dessus de votre tête, l'une devant l'autre (les paumes une à côté de l'autre avec les doigts opposés) ou placez vos mains de chaque côté de votre tête (le bout des doigts se touche). *Chakra : couronne.*

LE FRONT ET L'OCCIPUT : placez une main sur votre front et l'autre derrière votre tête, à la base du crâne, comme si vous teniez votre tête, puis envoyez de la lumière blanche reiki d'une paume à l'autre. *Chakra : troisième œil.*

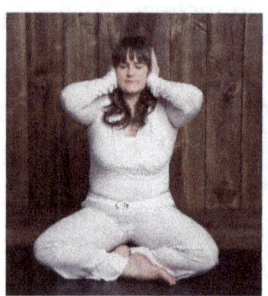 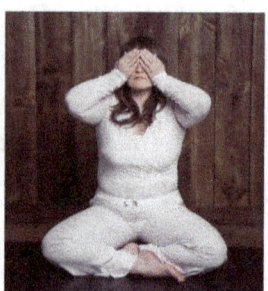 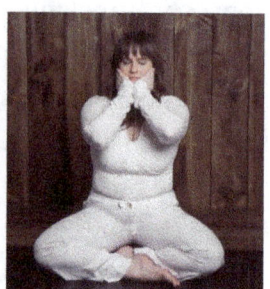

Les OREILLES : placez une main sur chaque oreille comme si vous teniez des écouteurs pour bloquer le bruit. *Chakra : gorge.*

Les YEUX : placez vos mains sur vos yeux, en plaçant le bout de vos doigts entre vos sourcils. *Chakra : troisième œil.*

La MÂCHOIRE et la BOUCHE : placez vos mains de chaque côté de votre mâchoire, le bout de vos doigts pointant vers les oreilles, puis placez une main ou les deux mains sur votre bouche. *Chakra : gorge.*

LE COU

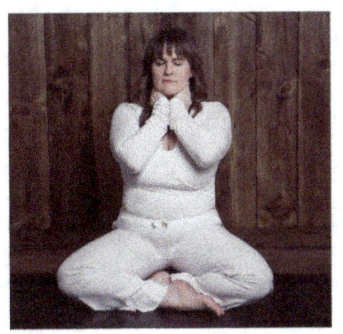

la gorge : placez vos deux mains de chaque côté de votre gorge, les doigts pointant vers l'arrière du cou. Vous pouvez aussi laisser flotter vos mains si vous préférez. *Chakra : gorge.*

le cou : placez une ou deux mains de chaque côté de votre cou. Le bout des doigts peut se toucher, ou vous pouvez placer une main sur l'autre pour donner un appui à votre cou, mais les doigts ne devraient pas être enlacés. *Chakra : gorge.*

LES ÉPAULES ET LES BRAS

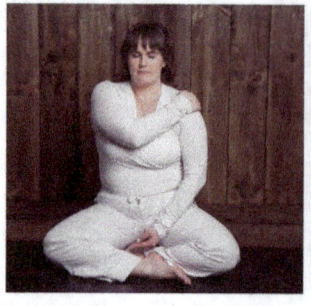
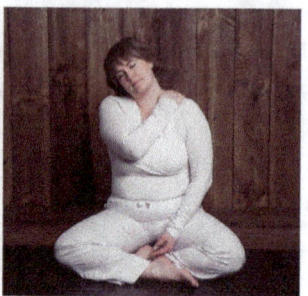

LES MUSCLES des épaules et des trapèzes : penchez votre tête sur le côté droit et placez votre main droite sur le trapèze gauche. Ramenez votre tête en position neutre, déplacez votre main vers l'épaule et descendez le long du bras : passez sur le haut du bras, le coude, l'avant-bras, le poignet, puis placez vos mains paume contre paume. *Chakras : gorge, cœur.*

Répétez de l'autre côté.

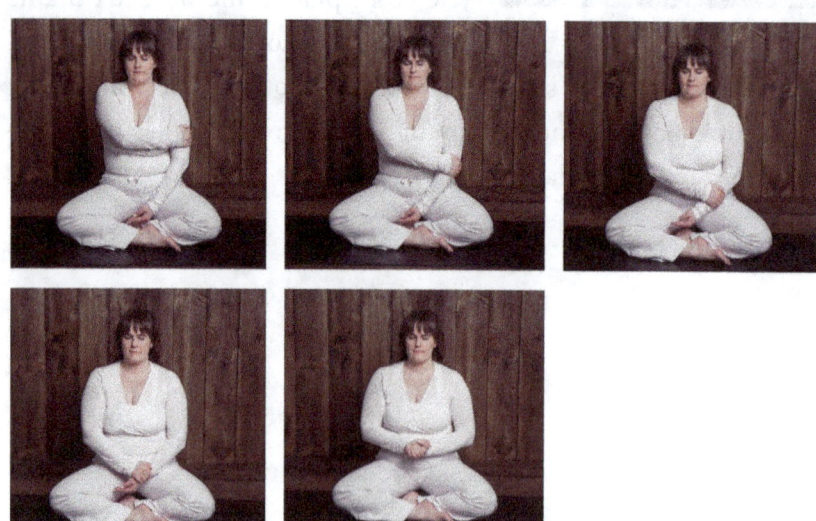

LE TORSE

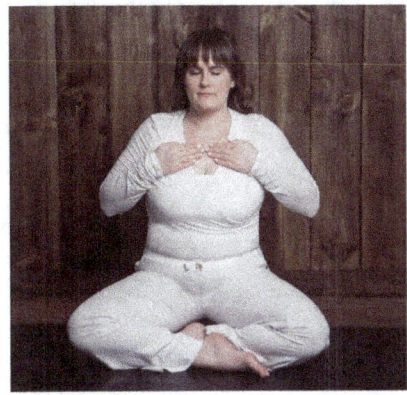 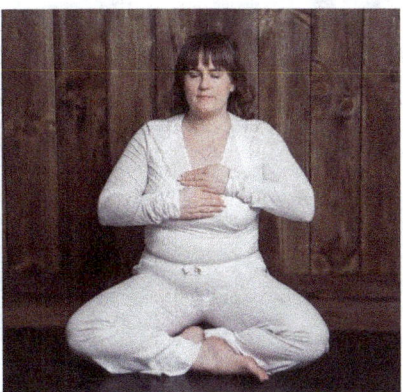

les PECTORAUX et le cŒur : placez vos mains de chaque côté de votre poitrine sur vos pectoraux, juste en dessous de la clavicule. *Chakra : cœur.*

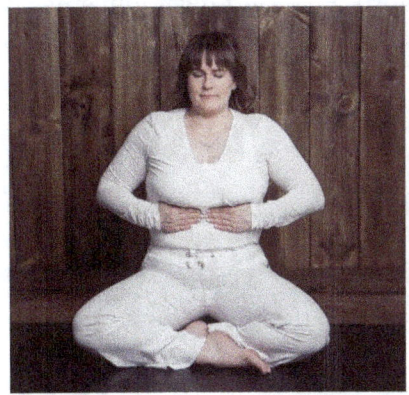 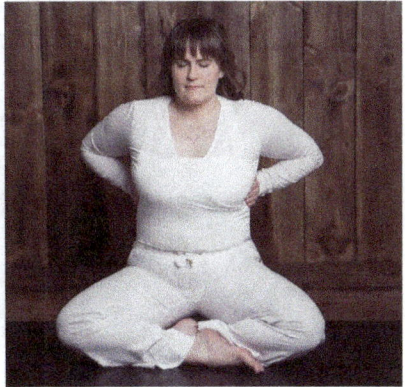

côtes : placez vos mains sur vos côtes (juste en dessous des pectoraux et de la poitrine), puis déplacez vos mains vers les côtés comme si vous teniez votre cage thoracique. Respirez pour sentir votre cage thoracique pousser contre vos mains. *Chakra : cœur.*

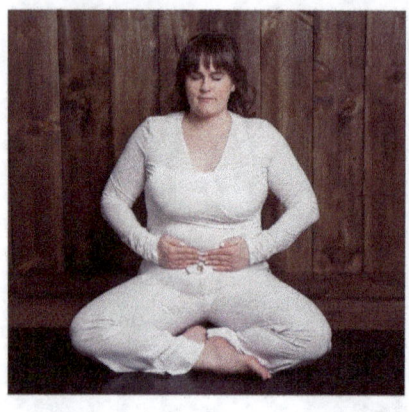 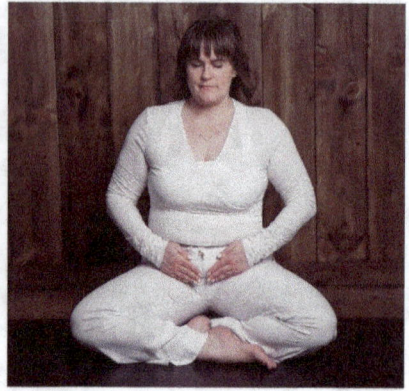

Le bas-ventre : placez vos mains au bas de votre abdomen, sous le nombril. Effectuez des mouvements avec vos mains sur la région du bas-ventre. *Chakra : sacré*.

l'ABDOMEN : placez une main sur votre abdomen (le plexus solaire se situe au centre de votre estomac, juste en dessous des côtes) et une autre sur votre nombril. Effectuez des mouvements avec vos mains sur la région du ventre. Chakra : *plexus solaire*.

LE DOS

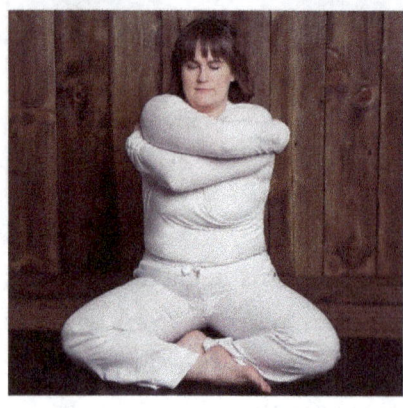 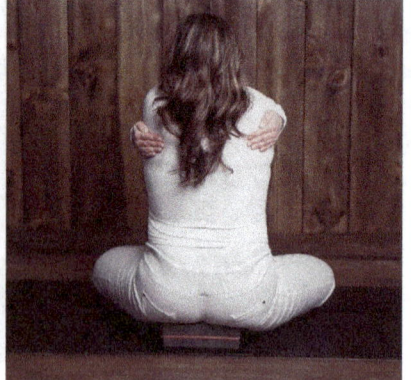

les omoplates : faites-vous un câlin en plaçant une main sur chaque omoplate. Décroisez vos bras pour les entrelacer à nouveau, en vous assurant que le bras qui touchait le bas d'une de vos omoplates peut maintenant toucher le haut de cette omoplate. Bougez votre nuque, changez la hauteur de vos coudes et faites de légers mouvements avec votre colonne vertébrale (extension, inclinaison, enroulement, flexion latérale). Si vous choisissez de ne pas bouger, votre colonne doit être dans une posture bien droite. *Chakras : cœur, et possiblement gorge, plexus solaire, sacré.*

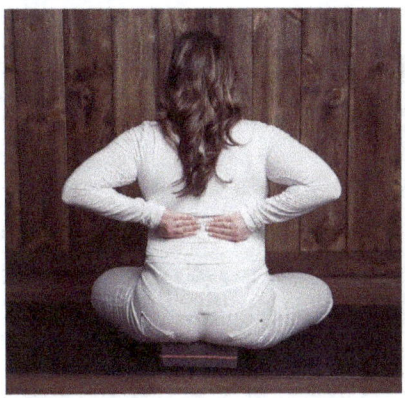 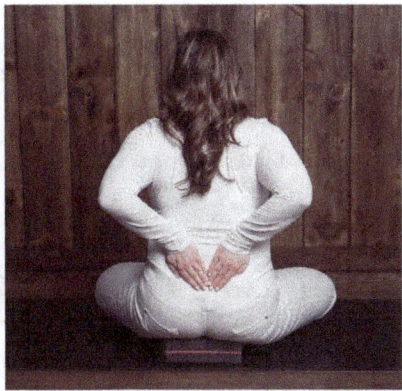

le milieu du dos : placez vos mains dans votre dos à la hauteur de vos côtes.

le bas du dos et le sacrum : placez vos mains sur le bas de votre dos, près de vos hanches. Puis déplacez vos mains vers votre sacrum (la partie osseuse au-dessus de vos fesses). *Chakra : sacré.*

LES HANCHES, LES JAMBES ET LES PIEDS

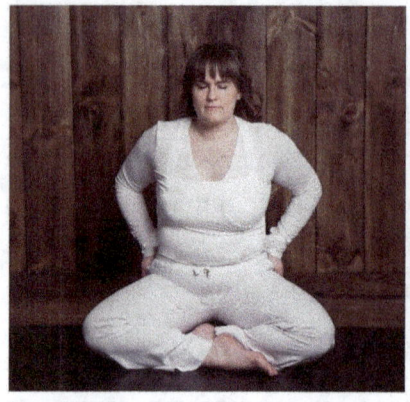 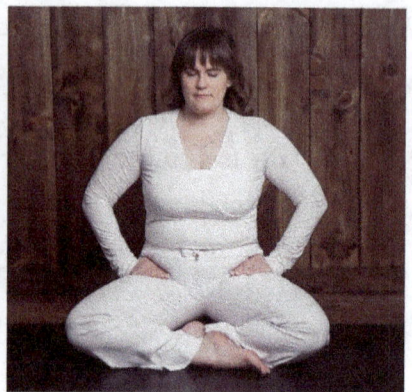

LES HANCHES : placez vos mains sur l'arrière, le côté et l'avant de vos hanches, et effectuez des mouvements vers le creux de vos hanches. *Chakras : sacré, racine.*

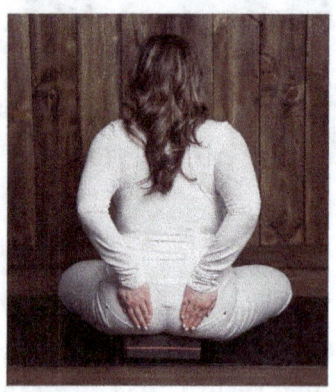

les fessiers : placez vos mains sur le haut de vos muscles fessiers, et déplacez vos mains de manière intuitive pour couvrir les endroits qui vous appellent le plus ; ce sont de gros muscles ! *Chakra : racine.*

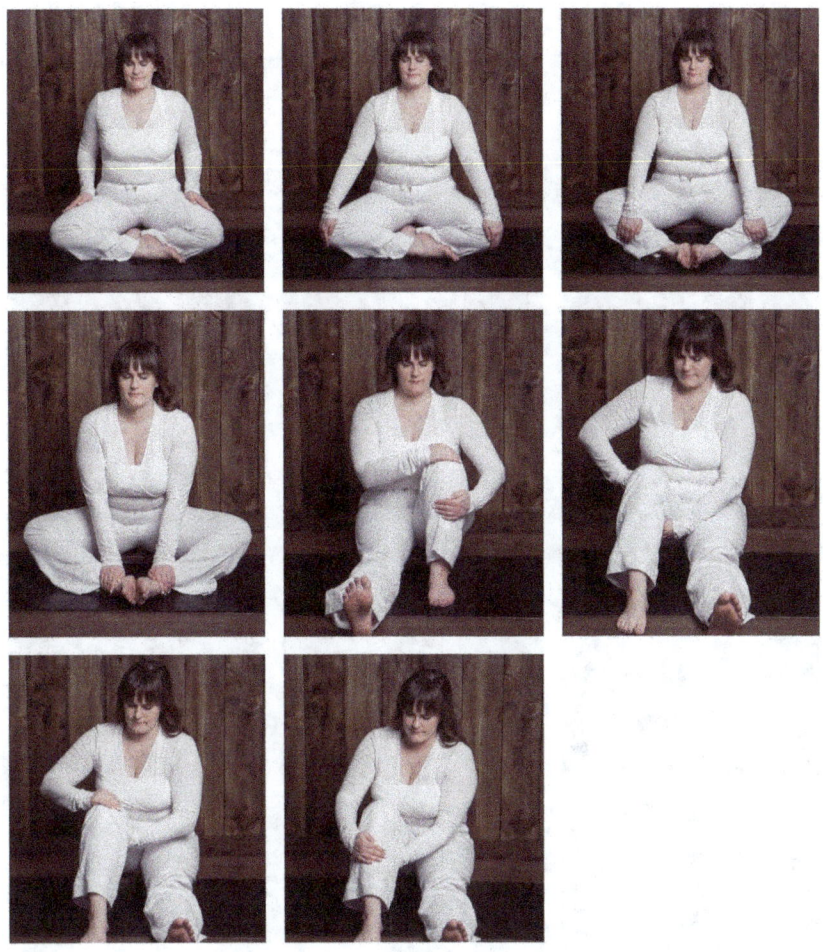

les jambes : placez vos mains à différents endroits autour de vos cuisses, puis passez aux genoux (devant, côté et derrière), aux tibias et aux mollets, et enfin aux chevilles et aux pieds. *Chakra :* *racine.*

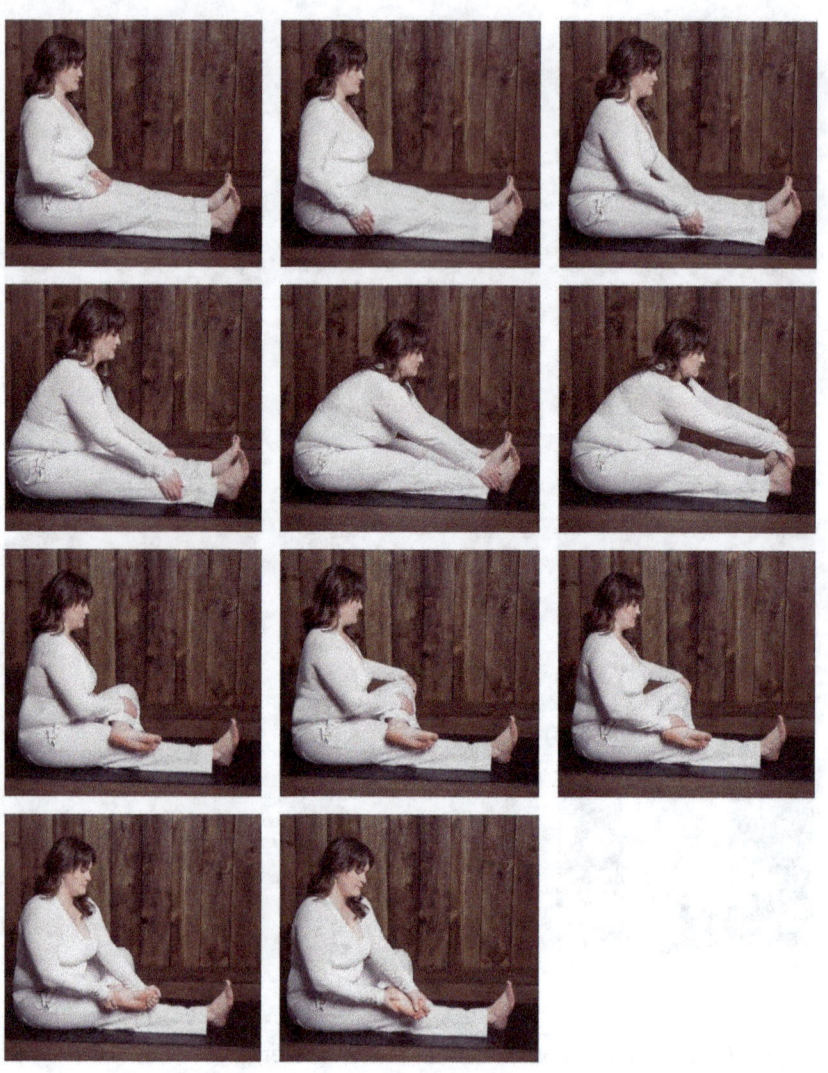

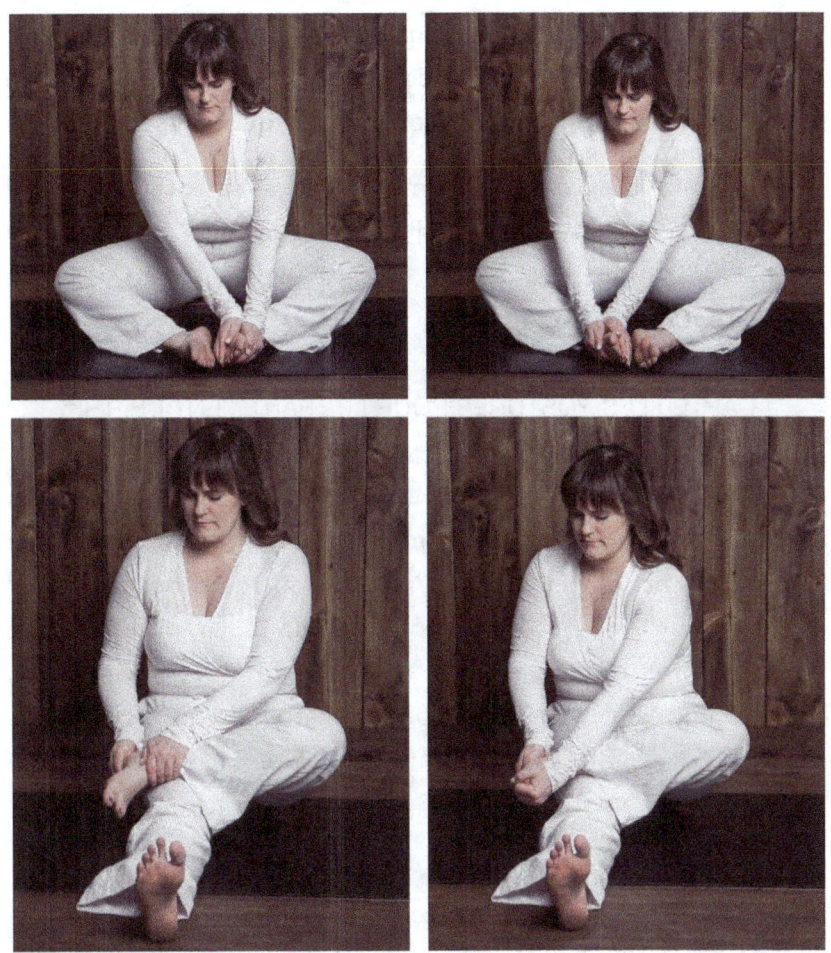

pieds : vous pouvez positionner vos mains de manière intuitive sur vos pieds. J'aime placer une main sur le talon et l'autre sur les orteils, puis une main sur le pied et une main sous la voûte plantaire. *Chakra : racine.*

MOUVEMENT ET ASANAS

Tous les cours de yoga reiki comprennent des mouvements, qu'il s'agisse d'asanas traditionnelles ou de simples étirements (ou les deux). C'est la partie de la pratique où le yoga brille ; il fournit le relâchement physique dont le corps a besoin, et cela s'applique aussi bien aux pratiques douces qu'aux pratiques plus actives.

J'ai tendance à accompagner mon autotraitement de reiki de transitions en mouvement et j'intègre quelques positions des mains à mes asanas, ce qui fait de cette expérience un véritable hybride entre le yoga et le reiki.

ADAPTER LES POSTURES POUR LE TRAITEMENT DE REIKI

Toute posture de yoga peut être accompagnée d'un autotraitement reiki ! La seule limitation physique est de savoir si vos propres mains peuvent atteindre la zone que vous souhaitez toucher pour y diriger l'énergie reiki. Cela dit, la base de votre posture doit être stable et votre alignement doit être sécuritaire. Au-delà de ce que nos mains peuvent atteindre, nous pouvons utiliser le pouvoir de la visualisation, de la respiration consciente et du ressenti, ainsi que le son, pour diriger l'énergie à l'endroit souhaité.

Je sais que nos esprits analytiques se demanderont comment une énergie basée sur le son peut transporter une énergie de lumière (comme le reiki l'enseigne), car « le son et la lumière ne sont pas de même nature ». La réponse réside dans la transmutation ; tout est énergie, et par conséquent, la « lumière » reiki, qui est enseignée comme visuelle et tactile, peut changer de forme et voyager sous forme de respiration et de son. Cela est plus facile à comprendre si l'on se rappelle que le yoga appelle le travail sur la respiration « pranayama » (qui veut dire contrôle ou exercice de la respiration) ou, plus justement, « le contrôle de l'énergie vitale ». D'après mon expérience, la visualisation est généralement le moyen le plus facile (et la méthode la plus communément comprise) pour les débutants d'envoyer la lumière de guérison reiki sur une partie du corps, un muscle, un organe ou même un chakra. Il est toutefois important de noter que l'énergie est transformable, ce qui signifie que d'autres méthodes fonctionnent aussi.

Personnellement, j'utilise mon inspiration pour « alimenter le feu » de la lumière de guérison que je canalise (qu'il s'agisse du reiki Usui ou Blue Star, ou d'une autre forme d'énergie lumineuse — j'y reviendrai plus tard lorsque je parlerai des couleurs de la lumière) et mon expiration pour étendre la lumière et l'envoyer à la zone visée. Si je canalise le reiki pour mon propre traitement, j'ai tendance à utiliser quelques respirations pour encourager le flot d'énergie dans mon corps (l'inspiration est liée à l'énergie masculine et l'expiration est liée à l'énergie féminine, ce qui complète le cycle du flot), puis j'utilise mon inspiration pour inviter le flot d'énergie reiki dans tout mon corps, et l'expiration pour guider la lumière vers la zone visée.

Je me concentre ensuite sur la zone visée, en utilisant mes inspirations pour faire croître la lumière (c'est-à-dire pour la rendre plus brillante et plus lumineuse) et mes expirations pour étendre la lumière dans la zone et autour d'elle (c'est-à-dire pour amplifier et diffuser la lumière). Par exemple, si je traite mon ventre ou mon dos, je visualise le flux infini de l'énergie reiki qui part de ma tête jusqu'à la terre (à l'inspiration), et qui revient ensuite en passant par mes pieds jusqu'au ciel (à l'expiration).

Ensuite, j'imagine un circuit de lumière en forme du chiffre 8 qui traverse mon corps à l'inspiration et qui se dirige vers mon ventre et mon dos. On peut inviter l'énergie à circuler à l'aide de notre esprit ou à partir des mains (ces deux méthodes fonctionnent bien pour moi).

Et finalement, je concentre mes inspirations pour voir une lumière blanche reiki plus brillante au centre de mon ventre ou de mon dos, et mes expirations servent à étendre la lumière à partir du centre vers chaque cellule de mon corps et vers l'extérieur pour entourer mon ventre ou mon dos, jusqu'à ce que je sente qu'elle devient chatoyante.

Dans une pratique avancée de yoga reiki, nous pouvons utiliser cette technique pour canaliser d'abord le reiki, puis le transférer intentionnellement à quelqu'un (en respectant le libre arbitre de cette personne ou en redirigeant l'énergie reiki si elle n'accepte pas cette énergie), de manière similaire à la Méditation pour transmettre l'énergie de guérison utilisée dans la tradition du yoga kundalini. Vous trouverez plus d'informations à ce sujet dans la section Méditations de guérison énergétique.

Nous pouvons également utiliser les sons pour envoyer des soins, car les vibrations résonnent dans nos cellules et dans nos chakras. Nous pouvons prononcer le nom des symboles traditionnels du reiki (Cho Ku Rei, Sei Hei Ki, Hon Sha Ze Sho Nen) ou n'importe lequel des mantras traditionnels du yoga hatha ou du yoga kundalini, selon notre intention. J'ai enregistré la façon dont je prononce les symboles Usui sur ma chaîne YouTube pour vous inspirer.

RESPIRATION ET MÉDITATION

Le souffle est la vie. Le yoga considère que la respiration est le fait de faire entrer l'air *et* le prana dans le corps. J'utilise la respiration consciemment dans toute pratique de yoga, quel que soit le style, mais je l'utilise aussi pour favoriser le flux de l'énergie reiki et « alimenter le feu (intérieur) », pour ainsi dire.

Cela aide également mes élèves à suivre le trajet du reiki dans leur corps. J'aide les praticien(ne)s à visualiser le reiki qui descend dans leur corps vers la Terre (énergie yang ou masculine) à l'inspiration et qui repart de la Terre pour remonter vers le Ciel à travers le corps lors de l'expiration (énergie yin ou féminine).

Quant au parcours du reiki, il suit un schéma en 8 ; il entre par la couronne (c'est-à-dire le sommet du crâne), descend le long de l'avant du haut du corps, s'entrecroise à la jonction des hanches et poursuit son chemin à l'arrière des jambes et des pieds. De là, il continue son chemin en partant de la Terre vers l'avant des pieds et des jambes pour ensuite s'entrecroiser à nouveau à la jonction des hanches. Il parcourt le dos en remontant le long de la colonne vertébrale et ressort par la couronne vers le Ciel.

Les praticien(ne)s visualisent, se concentrent et ressentent également le mouvement ascendant du flux reiki qui se déplace simultanément le long de chaque bras et sort par leurs mains. De cette façon, ils ou elles « canalisent » et ciblent les zones du corps (physique et énergétique) qu'ils souhaitent travailler pendant le traitement ou l'autotraitement.

Suivre la respiration est une méditation en soi. Cela dit, il m'arrive d'ajouter des mantras (en esprit ou à voix haute), des chants, des techniques de respiration (pranayama) et des méditations guidées aux respirations d'activation et de fermeture d'un soin reiki. C'est un type de pratique qui se prête merveilleusement à la méditation, tant pour les débutants du yoga ou les personnes plus expérimentées dans leur pratique que pour les praticien(ne)s du reiki.

PRANAYAMA — LES EXERCICES DE RESPIRATION

Bien sûr, notre respiration est toujours présente, mais on gagne beaucoup à y prêter attention, et même à explorer le pranayama, ou « exercices de respiration ». La respiration est présente à la fois dans la visualisation et le balayage de l'énergie. Elle peut aussi être un outil en soi grâce à l'utilisation de techniques de respirations spécifiques. Par exemple, le fameux « souffle de feu » (agni pran) est une respiration qui touche le plexus solaire et l'abdomen, tandis que la respiration alternée par les narines (nadi shodhana) est plutôt une respiration qui équilibre le chakra du troisième œil, les sinus et les hémisphères du cerveau. Si le pranayama, ou le « contrôle de la force vitale » vous parle, je vous encourage à explorer ce monde riche de sagesse millénaire, et cet outil qui existe déjà en vous.

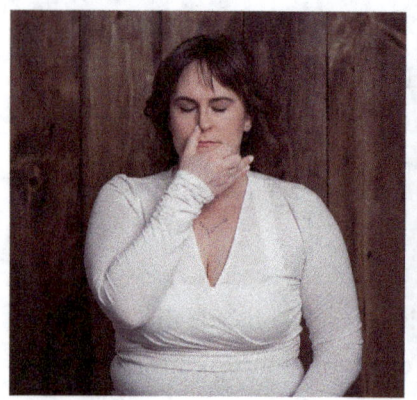 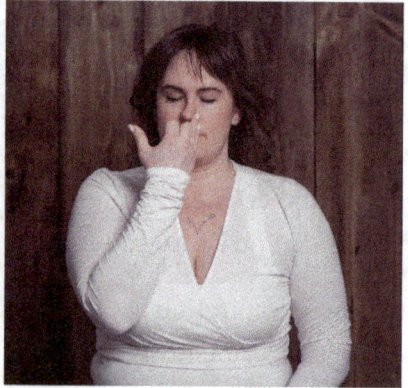

Nadi Shodhana : La respiration alternée des narines

En yoga des chakras, les postures en elles-mêmes dirigent l'énergie ; ainsi, le choix d'une posture aidera l'énergie à circuler et à stimuler un chakra particulier (ou plusieurs chakras). Par exemple, les postures qui ciblent les hanches et le bas-ventre et le dos ont tendance à activer le deuxième chakra, le chakra sacré, où se concentrent le mouvement, la créativité, la sensualité, l'énergie féminine, la réceptivité et l'adaptabilité. Représenté par l'eau, c'est le chakra suprême de la « fluidité ». Lorsque nous tenons des postures qui engagent nos jambes, comme les fentes, l'équilibre sur une jambe, les accroupissements comme la posture de la déesse (Utkata Konasana), ou des postures qui sont près du sol et profondément enracinées, nous stimulons le premier chakra ou chakra « racine ». Notre chakra de racine est lié avec notre réalité physique, nos besoins immédiats, notre sécurité, notre relation avec l'argent et nos relations familiales.

Le premier chakra est représenté par la matière et est le chakra suprême de la « stabilité ». Ce ne sont là que quelques exemples de la façon dont vous pouvez utiliser les postures pour diriger votre énergie. Il s'agit d'un processus intuitif; faites confiance à la sagesse de votre corps et faites-vous confiance.

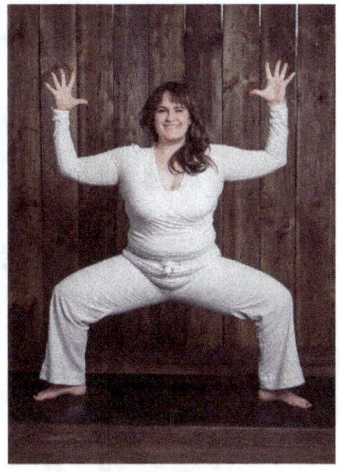

Posture de la déesse (Utkata Konasana)

Pranayama pour l'équilibre de l'énergie des chakras

Chakra activé	Élément	Pranayama du chakra
Racine	Matière/Terre	Asseyez-vous en tailleur. Inspirez pour lever les genoux et les bras au ciel, créez des poings avec vos mains, puis expirez en abaissant les poings et les genoux, et en poussant le son « HA ! ».
Sacré	Eau	Asseyez-vous en tailleur. Inspirez en basculant le bassin vers l'avant et expirez en le basculant vers l'arrière.
Plexus solaire	Feu	Asseyez-vous en tailleur, les mains posées sur les genoux. À l'inspiration, apportez votre torse vers l'avant en dessinant un cercle, puis à l'expiration dirigez votre torse vers l'arrière pour compléter le cercle. Faites le mouvement dans les deux sens.
Cœur	Air	Asseyez-vous en tailleur, le bout des doigts sur les épaules du même côté. Inspirez en faisant pivoter votre torse vers la droite, expirez en le faisant pivoter vers la gauche avec un léger mouvement de fouet. Faites le mouvement dans les deux sens.
Gorge	Son	Asseyez-vous en tailleur en plaçant vos doigts entrelacés sous votre mâchoire, paumes vers le bas et coudes vers l'extérieur. Inspirez en levant les coudes, en appuyant doucement la mâchoire sur le dos de vos mains. À l'expiration, levez le menton et rapprochez les avant-bras l'un de l'autre en ouvrant la gorge. Expirez en faisant le son « aaah ».
Troisième œil	Lumière	Asseyez-vous. Placez le bout de vos doigts collés sur votre troisième œil (situé entre les sourcils, à la base du front) et fermez les yeux. Inspirez en ouvrant vos bras et vos yeux comme si vous ouvriez un rideau et regardez vers le haut. Expirez en ramenant votre tête au neutre, fermez les yeux, « fermez les rideaux » en ramenant le bout de vos doigts au point de départ, vos mains peuvent être placées soit côte-à-côte sur le front, ou une par-dessus l'autre sur le point entre les sourcils.
Couronne	Silence/Éther/Divin	Asseyez-vous, les mains jointes en prière (mudra anjali). À l'inspiration, faites monter vos mains jointes le long du centre de votre corps, jusqu'au-dessus de votre tête. À l'expiration, décollez vos mains en gardant les paumes vers le haut pour déployer vos bras de chaque côté de votre corps, comme pour créer une fontaine d'énergie qui part de votre centre et qui vous enveloppe.

*Inspiré par les exercices de Chakra Yoga d'Anodea Judith

LE SON : DU YOGA AU REIKI, AU CHANT ET À LA MUSIQUE

On définit généralement le « son » comme un ensemble de vibrations qui se déplacent dans l'espace (dans l'air ou par d'autres moyens) et qui peuvent être entendues lorsqu'elles atteignent les oreilles d'un être ou enregistrées par un appareil audio. Techniquement, une vibration est unique, et une fréquence est la vitesse à laquelle la vibration se déplace. Ce que nous reconnaissons comme des sons harmonieux sont des vibrations de fréquence plus élevée que des notes désagréables, saccadées, désaccordées, par exemple.

Certes, il s'agit là d'une compréhension élémentaire du son, mais celui-ci a joué un rôle important dans la culture yogique, dans les traditions hatha et kundalini (par exemple, le bhakti yoga est axé sur la dévotion, l'amour universel et la louange par la musique).

Les religions du monde entier se sont tournées vers le chant pour prier et célébrer, dans le cadre de pratiques de guérison spirituelle et émotionnelle (sans compter la science des miracles enregistrés, qui est un tout autre sujet).

Les gardiens de la sagesse autochtone vous diront que le chant et la danse sont des passerelles vers le bien-être et le bonheur ; votre corps, sa mémoire et ses couches énergétiques jouent un rôle essentiel dans la guérison, après tout ! Développer une relation complice avec son corps par le mouvement et le chant est un principe simple au potentiel inexploité.

Ces dernières années, même la science occidentale a commencé à se pencher sur l'idée que le son et la musique ont un impact significatif sur la santé physique et mentale. Il n'est donc pas étonnant que la guérison par le son soit en plein essor dans notre monde « bruyant », bien que le concept existe dans les cultures anciennes depuis des millénaires.

LE POTENTIEL GUÉRISSEUR DU SON : LA VIBRATION ET LA VOIX

Qu'elles soient ressenties de l'extérieur vers l'intérieur ou de l'intérieur vers l'extérieur, les vibrations créées par le son ont le potentiel de transformer non seulement nos champs énergétiques (nos humeurs, notre niveau d'énergie, etc.), mais aussi nos cellules et notre ADN.

Des études menées dans les années 1920 et qui ont récemment refait surface, concernant des machines radioélectriques Rife[1], ont démontré que certaines fréquences pourraient guérir le cancer en éradiquant les cellules cancéreuses sans tuer les cellules en santé. Une étude récente a montré que la pratique régulière du yoga et de la méditation pouvait soulager les symptômes de la dépression en aidant à renverser les dommages causés à l'ADN à l'origine de la maladie mentale. Imaginez maintenant la puissance qui émane si on combine la méditation et du yoga !

Il a aussi été constaté que chanter quelques minutes par jour réduit le taux de cortisol (l'hormone du stress), fait travailler les poumons, les muscles abdominaux et intercostaux et le diaphragme, améliore la circulation et libère des endorphines (les hormones du bonheur). Comme nous le savons, la respiration est la force vitale, donc si le chant peut améliorer la qualité de votre respiration, il peut améliorer votre santé dans son ensemble.

Le professeur Graham Welch, directeur de la recherche pédagogique à l'université de Surrey, à Roehampton, au Royaume-Uni, a déclaré :

Le chant nous fait respirer plus profondément que de nombreuses formes d'exercice intense, ce qui nous permet de respirer plus d'oxygène, d'améliorer notre capacité aérobique et de relâcher la tension musculaire.

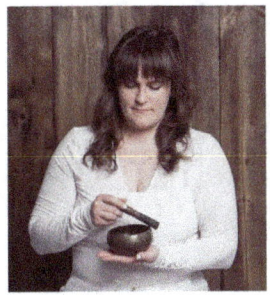 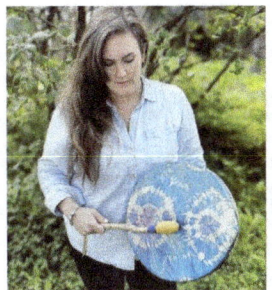 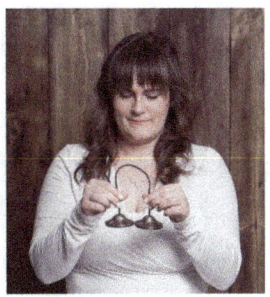

Bol Tibétain, tambour autochtone fait main, cloches tingshas

LE SON DANS LA TRADITION DU YOGA

Traditionnellement, les enseignements du yoga hatha et du yoga kundalini intègrent le son comme modalité de transmission du prana (énergie vitale). Les yogi(e)s chantent des mantras, allant de simples bijas (ou sons de semence) à des phrases, dans le cadre d'une simple méditation ou d'un pranayama (exercice de respiration). Typiquement, dans le yoga hatha, les yogi(e)s chanteront « Om » pour ouvrir et fermer leur pratique. Ce mantra bija est la vibration universelle, le son de la création et de la purification de l'ego. Il existe aussi plusieurs prières yogiques (affirmations) et chants kirtans (musique sacrée chantée en groupe) en sanskrit.

Dans la pratique du kundalini, les yogi(e)s méditent souvent et font des exercices de respiration avec le mantra « sat nam » (traduit par « ma véritable essence ») et ouvrent leur méditation par « ong namo guru dev namo » (« je m'incline devant le maître intérieur », en faisant appel à la conscience supérieure pour guider la pratique). Dans la pratique occidentale du kundalini, le chant de dévotion du soleil (Long Time Sun) est devenu populaire. Voici les paroles :

Que le soleil puisse toujours t'éclairer
Tout l'amour t'entourer
Et la lumière pure qui est en toi
Guider ta voie, guider ta voie,
Guider ta voie,
Sat nam, sat nam, sat nam.

Le son est un outil puissant qui vit en nous ; notre corps peut littéralement faire de la musique ! Je dis souvent à mes client(e)s que le chant secoue la poussière énergétique de l'intérieur vers l'extérieur, et qu'il se propage à travers notre champ énergétique (aura). C'est particulièrement fascinant lorsque l'on décompose le processus du chant : on inspire plus d'air pour projeter un son, ce qui signifie que l'on absorbe plus d'énergie (chi ou prana). Le chant nécessite d'ailleurs plus d'air que la parole. Mieux respirer au quotidien augmente le potentiel de guérison (homéostasie). Par conséquent, le chant contribue à votre guérison non seulement parce qu'il vous apporte du bonheur, mais aussi parce qu'il vous oblige à respirer profondément.

LES MANTRAS BIJA
Le son derrière chaque mantra

Les mantras bija, noyaux des sons sacrés ou mantras de semence, représentent les sonorités uniques de la syllabe associée à chaque centre énergétique. Ils sont particulièrement bénéfiques quand on pense à la santé de nos chakras et à leur équilibre (voir le tableau des sons ci-après). Les mantras peuvent être exprimés silencieusement dans l'esprit, mais leur puissance augmente de manière significative lorsqu'ils sont prononcés, chantés et même partagés dans le cadre d'une pratique de groupe. J'ai de bons souvenirs des kirtans (chants de dévotion en communauté, dans la branche bhakti du yoga) de ma formation professorale de yoga hatha et de notre « canon om » d'adieu. Notre voix est un don, une médecine intérieure, et ensemble, nous créons une force indicible, mais audible.

Les chakras et leurs mantras bija

Chakra	Mantra bija
Racine (Muladhara)	LAM
Sacré (Svadhisthana)	VAM
Plexus solaire (Manipura)	RAM
Cœur (Anahata)	YAM
Gorge (Vishuddha)	HAM
Troisième œil (Ajna)	OM
Couronne (Sahasrara)	OM, MAH

LE SON DANS LA TRADITION DU REIKI

D'après ce que j'ai appris, la tradition Usui n'associe pas étroitement le reiki et le son, peut-être parce que le reiki est d'abord enseigné comme une énergie lumineuse, et non comme une énergie sonore. Mais comme nous l'avons déjà mentionné, le son n'est qu'une autre forme de l'énergie ; il peut donc être utilisé pour encourager le flux du reiki, et j'oserais même dire, toutes les modalités de guérison énergétique.

Cependant, les praticien(ne)s utilisent souvent des tingshas (cloches tibétaines sur une corde), des bols tibétains ou des bols de cristal pour marquer le début et la fin d'un traitement de reiki. Parfois, ils utilisent des bols de cristal pour faire vibrer chaque fréquence des chakras. Ils peuvent aussi utiliser leur instrument sonore préféré sur une zone problématique, offrant ainsi une sorte de massage sonore. Les traditions chamaniques autochtones et indigènes utilisent des tambours, des hochets, des carillons, des battements de mains et des chants pour rétablir l'équilibre énergétique. Le son est un parfait complément à la lumière sur le plan de la guérison énergétique. Cela est particulièrement intéressant si l'on considère que toute énergie peut être transformée et prendre de nombreuses formes.

Cela dit, la beauté et l'efficacité du reiki résident dans sa simplicité. En tant que méthode simple pouvant être pratiquée à n'importe quel stade, mais maîtrisée au fil du temps par une pratique assidue, elle se prête bien aux approches interdisciplinaires et aux autres méthodes de travail énergétique et de guérison. Il est assez fréquent de voir des maîtres reiki qui sont également des canalisateurs et des guérisseurs intuitifs, ou même des personnes qui pratiquent la tradition chamanique. Par exemple, ma première enseignante de reiki, Deborah Fish, est psychothérapeute.

Le silence est également une pratique puissante qui laisse de l'espace à l'observation et à l'introspection. Trouver un équilibre entre l'utilisation intentionnelle du son et du silence dans notre pratique est un art et une démarche enrichissante. En explorant le son et le silence, nous apprenons à surmonter les peurs liées à la production de sons (c'est-à-dire à nous exprimer sans crainte et avec sincérité) et, de la même manière, à nous regarder en face sans être distraits (c'est-à-dire à découvrir qui nous sommes lorsque nous faisons abstraction du bruit).

LES SYMBOLES DE REIKI COMME MANTRAS

LE REIKI USUI comporte quelques symboles, qui sont conférés à ses praticien(ne)s lors de leur cérémonie d'initiation ou d'harmonisation. Ces symboles ont des noms, et comme je l'ai appris par expérience et dans mes apprentissages auprès des autochtones, les mots ont un pouvoir. Lorsque je sens qu'un symbole pourrait être bénéfique pour une personne (dans un cours de yoga reiki ou lors d'un traitement reiki en privé), je la guide pour qu'elle produise une sonorité associée au symbole, comme un mantra.

Dans la tradition reiki, les praticien(ne)s dessinent simplement le symbole dans l'air, au-dessus de la personne qui reçoit le traitement (ou sur elle, avec sa permission). Émettre une résonnance pour un symbole est une autre façon de l'activer, et je crois que c'est une façon d'incarner son pouvoir. Les trois symboles Usui que j'active vocalement avec mes élèves sont Sei Hei Ki, Cho Ku Rei et Hon Sha Ze Sho Nen. En général, ils sont destinés à la guérison émotionnelle et physique, et à la guérison générationnelle à travers la distance et le temps. Ces symboles, que vous pouvez facilement consulter en ligne ou dans le livre *Essential Reiki* de Diane Stein ou dans le livre *Reiki Manual* de Penelope Quest, sont des symboles simples mais puissants qui agissent à plusieurs égards, se diffusant dans nos quatre corps énergétiques (physique, émotionnel, mental, spirituel). Si vous les étudiez et les traitez avec respect, vous ne les utiliserez pas « incorrectement ». Puisqu'il n'y a pas de règles concernant le son de ces symboles, je les vocalise de manière intuitive, tout en respectant la prononciation appropriée bien sûr !

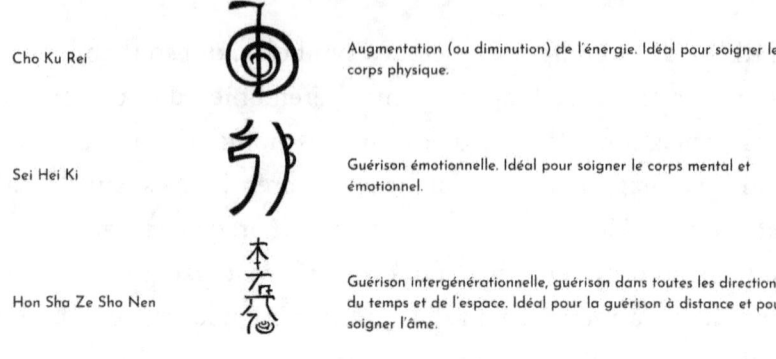

LA MUSIQUE

Comme nous l'avons vu jusqu'à présent, le son est un outil puissant ; le rythme, la mélodie, les notes et la sonorité, les mots chantés (mantras) et la pratique d'un instrument portent tous une médecine fascinante. Cependant, les meilleurs outils sont toujours ceux vers lesquels nous sommes naturellement attirés, ceux qui nous parlent et qui nous interpellent et, bien sûr, nos propres capacités et nos aptitudes naturelles puisqu'elles nous permettent d'incarner cette expérience de façon personnalisée.

En d'autres termes, le silence, notre voix, notre corps et peut-être les instruments vers lesquels nous sommes particulièrement attirés, sont souvent les meilleurs choix pour nous en tant que praticien(ne)s de yoga reiki, et peut-être en tant que guérisseur(e)s par le son. Notre corps contient pour ainsi dire une des parties les plus puissantes de la médecine par le son. Je comparerais la musique jouée en direct à la musique enregistrée de la même façon que l'on peut comparer la nourriture fraîche, faite maison, à des repas préemballés ou servis dans les restaurants. La qualité peut être excellente ou médiocre dans les deux cas, mais il y a de fortes chances que les aliments frais soient les plus bénéfiques et les plus nutritifs pour vous, même s'ils ne sont pas nécessairement les plus raffinés. Essentiellement, l'expérience directe (en personne) est inégalée en ce qui concerne le potentiel de guérison par le son.

Cela dit, si vous vous sentez appelés à utiliser de la musique enregistrée, faites-le avec discernement, et pas seulement parce que le silence vous est inconfortable. On pourrait dire que pour cette raison même, créer une relation positive avec le silence pourrait devenir une pratique.

Lorsque vous faites jouer de la musique enregistrée, faites-le intentionnellement. Il existe de superbes musicien(ne)s et guérisseur(e)s par le son conscient(e)s qui produisent de la musique et des paysages sonores magnifiques. Je vous encourage à trouver des artistes que vous admirez, que ce soit sur la plateforme en ligne YouTube, une recommandation de proches ou de professeur(e)s que vous respectez, ou simplement en consultant une boutique nouvel âge locale pour obtenir quelques suggestions de bons vieux disques compacts et en écoutant un extrait en magasin ou en ligne. Trouvez des artistes avec lesquels vous sentez une connexion et soutenez leur travail en achetant les titres que vous aimez. Personnellement, j'apprécie les morceaux instrumentaux de compagnies spécialisées dans le domaine du bien-être et de la spiritualité comme Gaiam, les artistes nouvel âge comme Loreena McKennitt, et la musique de yoga produite par des artistes comme Deva Premal, Mirabai Ceiba et Edo & Jo. La musique jouée lors d'un massage et d'un moment de détente au spa ainsi que les sons de la nature sont également des options intéressantes.

INTÉGRATION ET GRATITUDE

Savasana est la pose d'intégration traditionnelle à la fin de tous les cours de yoga. C'est donc le moment idéal pour se reconnecter à l'énergie reiki et prendre un moment pour lui exprimer notre gratitude pour le soutien qu'elle apporte à notre corps et à notre pratique. Il est important de se « débrancher » du flux d'énergie, en guise de respect, sachant que chaque fois que nous en avons besoin, nous pouvons nous connecter en pleine conscience. C'est aussi le moment de libérer nos guides reiki de l'espace sacré que nous avons créé et de les remercier. Nous examinons ce que nous ressentons et nous lâchons prise en toute confiance. Nous amenons notre conscience au moment présent et nous nous recueillons, pour ensuite clore la pratique. Je recommande de terminer la séance par un chant, tel que Om Shanti, Shanti, Shanti, Om (ou Om Reiki, Om Shanti, Om).

---

1. Veuillez vous référer à la section « Pour continuer votre exploration », p. X.

ÉLÉMENTS CLÉS DE LA DEUXIÈME PARTIE

LES COMPOSANTES d'une pratique de yoga reiki:

- La création d'un espace sacré
- L'enracinement et l'intention
- L'activation du reiki (méditation)
- Le balayage du corps
- L'autotraitement et les positions des mains
- Le mouvement et les postures
- La respiration consciente et la méditation
- L'aide à la position des mains pour une approche personnelle ou en tant qu'enseignant(e) -facilitateur(-trice)
- Le son (mantras, chants, instruments, musique, paysage sonore, silence)
- L'intégration et la gratitude

CONSIDÉRATIONS CONCERNANT VOTRE PRATIQUE DE YOGA REIKI

LA PLEINE CONSCIENCE ET LA MÉDITATION VIPASSANA

COMME C'EST le cas pour de nombreuses traditions liées au mieux-être, les bienfaits du yoga reiki et de la méditation se révèlent au fil du temps, s'amplifient avec l'expérience et font éventuellement un avec l'être. Le yoga reiki est une expression plus récente de deux arts de guérison et d'approches holistiques de soi comme être humain et comme être lumineux incarné. Mais dans son essence, le yoga reiki est un exercice de pleine conscience qui sollicite tous les sens physiques et qui stimule l'intuition, tout en procurant des bienfaits physiques, mentaux, émotionnels et spirituels.

La pleine conscience est une pratique consistant à être présent et conscient de ses propres pensées, sentiments, comportements et réactions. Il s'agit également de comprendre les relations entre nos expériences et les états d'être impermanents, par exemple en remarquant ce qui provoque un changement d'humeur.

Dans la tradition yogique, la pleine conscience est appelée « vipassana », qui se traduit en anglais par « vision claire » et fait référence à la compréhension de la véritable nature de la réalité. La méditation vipassana implique une concentration sur le corps et ses sensations, ainsi que sur les pensées et les émotions passagères, et à un autre égard, c'est aussi l'observation des prises de conscience que ces dernières procurent.

LES CHAKRAS

Vous pouvez également aborder votre pratique du yoga reiki sous l'angle des chakras. Puisque le reiki est un travail énergétique et que les chakras sont des centres d'énergie, il est tout naturel de procéder d'un point de vue énergétique.

Demandez-vous : où l'énergie circule-t-elle ? Où ne circule-t-elle pas ? Quels sont les domaines de votre vie qui nécessitent plus d'attention ? Construisez ensuite votre pratique de yoga reiki en fonction des chakras qui semblent manquer d'énergie ou qui en ont trop.

Les chakras dans le corps

Chakra	Racine	Sacré	Plexus solaire	Cœur	Gorge	Troisième œil	Couronne
Nom sanskrit	Muladhara	Svadhisthana	Manipura	Anahata	Vishuddha	Ajna	Sahasrara
Élément	Matière	Eau	Feu	Air	Son	Lumière	Pensée
Fonctions	Survie, enracinement	Désir, plaisir, sexualité, reproduction	Volonté, pouvoir, affirmation de soi	Amour	Communication, créativité	Vision, intuition	Compréhension
Emplacement sur le corps	Base de la colonne vertébrale, périnée	Bas de l'abdomen, utérus, organes génitaux	Du nombril au plexus solaire	Cœur	Gorge	Entre vos sourcils, au centre du front	Dessus de la tête
Parties du corps	Jambes, pieds, os, gros intestin, dents	Utérus, organes génitaux, reins, vessie, système circulatoire	Système digestif, muscles	Cœur, poumons, péricarde, bras, mains	Cou, épaules, oreilles, bouche	Yeux	Cortex cérébral, système nerveux central
Glandes	Surrénales	Ovaires, testicules	Pancréas, surrénales	Thymus	Thyroïde, parathyroïde	Pinéale	Pituitaire
Sens	Odorat	Goût	Vue	Toucher	Ouïe		

Je vous recommande de lire *Les Chakras, Roues de la vie* d'Anodea Judith pour approfondir vos connaissances sur les chakras, et aussi son livre *Chakra Yoga* pour en savoir plus sur le lien entre la pratique du yoga et la santé des chakras. Elle explique comment les déséquilibres des chakras se manifestent sous forme de maladies, de troubles de santé et de pathologies, et elle donne des exemples pour chaque chakra. Vous pourrez ensuite explorer davantage la manière dont le reiki et le yoga des chakras peuvent être combinés.

Pour les besoins de ce manuel, j'ai limité mes exemples aux sept chakras traditionnels, mais une fois que vous aurez commencé à maîtriser l'énergie, vous découvrirez inévitablement qu'il existe des milliers de petits points de chakra, et qu'il y a douze chakras majeurs, dont des auteurs comme Diana Cooper parlent dans *The Twelve Chakras* (*Enseignement et méditation sur les douze chakras*, version française en livre audio seulement), ou Laurelle Shanti Gaia dans son livre, *Reiki Karuna®*.

LA LUMIÈRE ET LES COULEURS

Le reiki Usui traditionnel est présenté comme une lumière blanche, pure et infinie. La lumière blanche de guérison est aussi fréquemment mentionnée dans le yoga kundalini. Le reiki céleste Blue Star la décrit comme une énergie bleu galactique, destinée à la guérison profonde, intergénérationnelle et chamanique, permettant ainsi de voyager à travers les dimensions. Dans le Reiki Karuna^{MD}, ce sont des nuances de rose qui représentent l'énergie de guérison de l'amour inconditionnel et de la compassion. Cette teinte a été inspirée par Kuan Yin, déesse de la compassion.

LES RAYONS DES ANGES

Dans le courant nouvel âge et le travail énergétique moderne, les praticien(ne)s parlent de rayons des anges. On dit qu'il s'agit des énergies des archanges ou de leurs archeias (les homologues féminins des archanges reconnus) et de leurs domaines respectifs dans cette vie et dans l'au-delà.

Par exemple, le rayon jaune est associé à l'Archange Gabriel, tandis que le rayon vert est associé à l'Archange Raphaël. Chaque rayon a ses enfants et ses praticien(ne)s dévoué(e)s (ou « travailleurs [-ses] de lumière », « guérisseur [e] s énergétiques », etc.) Autrement dit, chaque âme qui vient sur Terre est surveillée par une « équipe » d'archange et d'archeia, que nous reconnaissons comme un rayon d'énergie lumineuse colorée. Les personnes nées sous le rayon de lumière émeraude de l'Archange Raphaël ont tendance à être des guérisseur(e) s naturel (le) s qui se sentent porté(e)s à aider les gens autour d'eux, que ce soit personnellement, professionnellement, ou les deux. L'« équipe » de l'Archange Michaël veille sur les chercheur(e)s et les diseurs (-ses) de vérité qui ont un sens aigu de la justice ; ces personnes mènent souvent des protestations pacifiques et font campagne pour des causes qu'elles soutiennent. Le rayon bleu de l'Archange Michaël peut également inclure les personnes qui font respecter la loi, comme les policier(ière)s et les avocat(e)s. Si vous vous sentez attirés par les rayons des anges, vous pouvez lire les ouvrages de Radleigh Valentine, Kyle Gray, Diana Cooper ou Claire Stone, car ils ont beaucoup écrit sur les anges.

Les archanges et leurs archeias

Archange	Archeia	Rayon
Michaël	Foi	Premier, bleu, protection, foi, volonté du Créateur, de Dieu et de l'Univers
Jophiel	Christine	Deuxième, jaune, sagesse et illumination
Chamuel	Charité	Troisième, rose/rose vif, amour divin
Gabriel	Espoir	Quatrième, blanc, pureté et flamme de l'ascension
Raphaël	Mère Marie	Cinquième, vert, vérité, guérison et abondance
Uriel	Aurore	Sixième, rouge, service et paix
Zadkiel	Améthyste	Septième, violet, liberté, transmutation, pardon

Note : Cette liste est seulement un échantillon. Les experts ont plus d'informations concernant chacun des archanges et chacune des archeias mentionnées, ainsi que sur ceux et celles qui n'apparaissent pas dans cette liste.

LES COULEURS DE LA TERRE MÈRE ET DU CIEL PÈRE

Lorsque je médite sur Gaïa, la Terre Mère, je me tourne vers les battements de son cœur et je ressens l'amour maternel, rose et chaud, qui coule comme de la lave. Si j'ai besoin d'une guérison physique, d'un regain d'énergie ou de ressentir son abondance, je me concentre sur ses verts luxuriants, tandis que lorsque j'ai besoin d'un nettoyage émotionnel, je me plonge dans ses bleus intenses pour un travail profond et dans ses apaisantes teintes turquoises pour un effet calmant. Pour m'ancrer, j'imagine des tons de bruns riches et je vois souvent mes racines énergétiques s'enfoncer dans la terre. La Terre Mère est la maman vers laquelle je me tourne lorsque j'ai besoin de réconfort, de guérison ou de soutien.

Lorsque je médite sur la Grand-mère Lune, je me mets au diapason de sa sagesse et de son regard ancestral, et je ressens une rafraîchissante lumière argentée, parfois un rayon de lune, d'autres fois plutôt une étincelle, qui représente le calme, la patience consciente et la sagesse. Je ressens l'acceptation et la compassion de cette matriarche. Elle est la grand-mère que l'on va voir pour demander conseil et qui nous accueille à bras ouverts avec une tasse de thé.

Lorsque je consulte le Grand-Père Soleil, je sens la présence d'un patriarche aimant, chaleureux et généreux qui brille d'une lumière dorée. Pour moi, c'est le grand-père fier et protecteur qui offre son soutien et des cadeaux utiles.

Lorsque je me connecte au Père Ciel, je me connecte à un ciel étoilé bleu-indigo et je me sens inspirée, motivée, confiante, encouragée par un amour paternel généreux, et je me sens portée par l'abondance. J'ai l'impression d'être sur les épaules de mon père, de voir le monde d'une nouvelle hauteur.

Ce sont mes expériences personnelles. Bien que chaque type d'énergie possède ses caractéristiques essentielles, nous pouvons toujours les expérimenter en fonction de nos propres perspectives.

Des psychologues ont mené des études sur les couleurs et leurs propriétés, mais cela ne fait qu'effleurer ce qu'est réellement la thérapie par les couleurs et de l'énergie. La lumière et les couleurs ont des vibrations différentes, ce qui influence leur impact sur des corps énergétiques spécifiques et sur les différents types de blessures ou de problèmes qui nécessitent une guérison.

Maintenant que vous savez que les chakras ont des couleurs, qu'il existe des rayons des anges et différents types d'énergies reiki disponibles, n'hésitez pas à explorer la signification des couleurs et à essayer de les visualiser entrant dans votre corps et en sortant, comme vous le feriez avec l'énergie traditionnelle de la lumière blanche du reiki Usui. Vous disposerez ainsi d'une gamme d'énergies positives puissantes pour soutenir votre pratique du yoga reiki et de la méditation. Vous pouvez choisir d'apprendre activement la thérapie par les couleurs, les associations des chakras ou les rayons des anges. Cela vous permettra de choisir des couleurs avec lesquelles travailler, ou même de commencer à repérer des couleurs dans votre corps pour « voir » ce qui a besoin d'attention et de guérison.

Vous pouvez aussi vous permettre de découvrir intuitivement d'autres énergies de couleur au fur et à mesure qu'elles se présentent dans votre pratique, par exemple lorsque vous faites un balayage ou que vous posez les mains sur votre corps. Cette approche intuitive des énergies lumineuses colorées signifie que vous ne vous laissez pas influencer par votre compréhension intellectuelle d'une couleur, mais plutôt que vous laissez votre ressenti ou vos sensations vous guider. Ces deux approches sont valables, intéressantes et efficaces !

Les lumières de guérison

Couleurs	Énergies associées aux couleurs des lumières de guérison
Blanche	Guérisseur(e) universel (le), pureté, divinité, force de vie.
Or, argent	Masculin divin (Soleil/Ciel/Air/Feu)/Féminin Divin (Terre/Lune/Eau/élément terre), guérison divine.
Violette	Magie, sagesse, connexion divine, spiritualité, inspiration.
Indigo, bleu intense	Calme, vision, rêves, médecine de l'eau, l'invisible, l'Océan.
Bleu pur, turquoise	Communication saine, vérité, justice, médecine de l'eau, le Ciel.
Vert	Croissance, guérison, médecine de la nature, la Terre Mère.
Rose, rose vif	Terre Mère, féminité, fertilité, qui prend soin de nous, toutes les formes d'amour, sororité.
Jaune	Confiance, le Soleil, joie, potentialisation.
Orange, corail	Créativité, fluidité, plaisir/gaieté, réceptivité.
Rouge	Vitalité, force, enracinement, abondance, Feu/Transformation.
Brun	Connexion chaleureuse avec la terre, enracinement, abondance.
Noir	Mystère, protection, transmutation de la négativité, sagesse.

*Vos propres associations et émotions concernant ces couleurs, lumières et énergies seront toujours plus puissantes que toute autre convention. Faites-vous confiance.

L'HYDRATATION ET LA CONNEXION À L'EAU

Je parle souvent de l'énergie reiki comme de l'eau qui circule de l'Infini vers le noyau de la Terre, puis de nouveau vers l'Infini. Dans mes méditations, je décris une cascade de lumière blanche qui se déverse (ou ruisselle, si cela vous convient mieux !). Le reiki est dynamique et circule comme le flot d'un ruisseau ou d'une rivière, même si nos yeux ne perçoivent généralement pas le mouvement de la lumière.

L'énergie reiki circule en forme de 8 dans notre corps et, en tant qu'« énergie vitale universelle », elle favorise la santé, un peu comme l'eau ! D'après mon expérience de travail avec les client(e)s à qui je donne des traitements de reiki, l'hydratation est essentielle pour favoriser la circulation de l'énergie, mais aussi pour atténuer les « symptômes de détoxication » de tout type de travail énergétique, des maux de tête aux problèmes digestifs, en passant par la fatigue et la gueule de bois émotionnelle.

Je recommande aux personnes dans mes cours de yoga hatha et de yoga yin de s'hydrater avant et après la pratique (au moins une heure avant et une heure après), car nous travaillons les tissus d'une manière qui crée de « l'espace » pour l'hydratation. Le corps est efficace et tend à utiliser les structures déjà en place ; si nous ne créons pas cet espace dans les cellules, nous éliminons simplement une plus grande quantité de l'eau supplémentaire que nous buvons sans pour autant améliorer l'hydratation de notre corps.

De la même manière, le reiki exige que notre corps soit hydraté afin de faciliter l'évacuation des déchets physiques et énergétiques (c'est-à-dire l'énergie stagnante qui n'est plus utile pour notre bien-être). Ce « processus d'évacuation » est vrai aussi bien pour une séance de traitement reiki que pour une pratique de yoga reiki.

UN RITUEL MATINAL AVEC L'EAU, INSPIRÉ PAR GRAND-PÈRE DOMINIQUE RANKIN

Il y a plusieurs années, j'ai rencontré un gardien de la sagesse algonquine, Dominique Rankin, qui m'a fait part d'un enseignement sur l'eau porteuse d'énergie. Il m'a suggéré un rituel matinal basé sur la roue de médecine.

La roue de médecine

DIRECTION	QUARTIER DE LA ROUE DE MÉDECINE	ÉLÉMENT	ÉNERGIES INVITÉES
Est	Jaune	Eau	Vie/Naissance, nouveau jour, renaissance, renouvellement, espoir, intention.
Sud	Rouge	Feu	Conscience, respect de soi, intégrité, motivation, respect des autres.
Ouest	Noir	Terre	Acceptation, pardon, lâcher-prise, compréhension, sagesse tirée de l'expérience.
Nord	Blanc	Air	Guérison, liberté intérieure, paix, amour, compassion, perspective.

*Il s'agit de principes généraux. N'hésitez pas à explorer ce que chaque quartier de la roue de médecine a à vous enseigner.
**J'ai omis les animaux spirituels dans ce tableau, car ils varient grandement selon la culture d'une nation et de son interprétation de la roue de médecine.

Grand-père Dominique Rankin m'a appris à me verser un verre d'eau fraîche comme première action intentionnelle de la journée (personnellement, j'aime l'infuser d'énergie reiki en méditant avec elle). Il m'a conseillé de faire face à l'est et de boire à la nouvelle journée, à la renaissance et au renouveau. En me tournant vers ma droite, face au sud, je devais boire à la conscience et au respect de soi. En me tournant encore vers ma droite, face à l'ouest, je devais boire au pardon et au lâcher-prise. Et finalement, en me tournant à nouveau vers ma droite, je devais faire face au nord et boire à la paix et à l'acceptation. Puis je me retournais vers l'est pour commencer ma journée.

Voici mon interprétation de cette méditation. Lorsque vous vous levez pour la première fois, avant de commencer vos activités quotidiennes, versez-vous un verre d'eau fraîche et tenez-le consciemment entre vos mains, en visualisant la lumière blanche reiki infuser l'eau. Imaginez que vous circulez avec l'énergie reiki, que vous vous tenez au centre d'une roue de médecine, en faisant face à l'est. Commencez à boire l'eau en suivant les thèmes de chaque direction, en invitant leur énergie positive dans votre corps et dans votre champ énergétique. Avant de vous tourner vers chaque direction, prenez un moment pour visualiser et ressentir chaque gorgée d'eau comme une augmentation du flux de lumière blanche reiki circulant en vous.

Troisième partie

Des Séquences Pour Bâtir Votre Pratique

DES SÉQUENCES DE YOGA REIKI

LES SÉQUENCES PRÉSENTÉES dans ce manuel ne sont pas destinées à être suivies rigoureusement et à ne jamais être modifiées ; au fur et à mesure que vous cheminez et changez, votre pratique évolue. En tant que discipline, le yoga reiki ainsi que votre relation à sa pratique, se transformeront aussi avec le temps et l'expérience.

Ces séquences sont conçues de manière réfléchie pour que les personnes qui commencent puissent se sentir guidées et devenir plus confiantes dans leur pratique, tout en permettant aux personnes plus expérimentées de s'en inspirer et de poursuivre leur exploration.

SÉQUENCE 1 : L'ENRACINEMENT
SÉQUENCES PAR RÉGION DU CORPS : JAMBES ET HANCHES

CETTE SÉQUENCE active et équilibre les chakras inférieurs. Cela inclut le chakra de la Terre, de la racine (le premier) et du sacrum (deuxième). Le chakra de la Terre (situé à environ 30 cm sous vos pieds) nous relie à la Terre Mère, à nos instincts primaires et à notre enfant intérieur ou subconscient. Il agit comme un portail vers ce que les traditions chamaniques appellent le Monde inférieur.

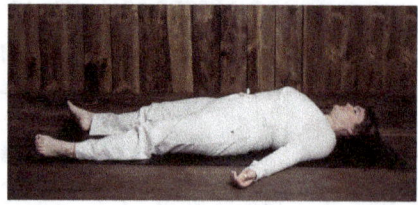

Savasana : allongez-vous sur le dos. Si votre dos est sensible, soutenez vos genoux avec une couverture roulée, un traversin ou des blocs, ou pliez simplement les genoux et posez les pieds à plat sur le sol (ardha savasana).

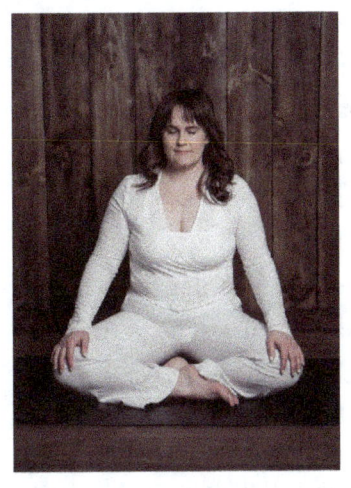

Méditation reiki : en position allongée ou assise, commencez à approfondir votre respiration. Les yeux fermés, visualisez le flux infini de lumière blanche reiki. Lorsque vous sentez que c'est le bon moment pour vous, invitez-la à entrer dans votre corps et encouragez son flux en forme de 8 (en descendant à l'avant de votre corps et à l'arrière de vos jambes jusque dans la Terre, et en remontant à l'avant de vos jambes et à l'arrière de votre torse, jusqu'à ce qu'elle sorte par votre couronne vers le ciel). Aux inspirations, tirez la lumière vers le bas ; aux expirations, tirez la lumière vers le haut, complétant ainsi le mouvement de l'énergie.

Balayage du corps : en plaçant vos mains en forme de coupe, à quelques centimètres au-dessus ou à distance de votre corps, commencez à balayer votre corps (et votre champ énergétique) de la tête aux pieds. Remarquez ce qui se présente à vous sur le plan des sensations, de la température, des niveaux d'énergie, de l'humeur, des émotions et des pensées. Vous pouvez frotter vos paumes l'une contre l'autre pour faire appel à l'énergie reiki et éveiller vos mains pour mieux percevoir et balayer l'énergie. Vous pouvez vous asseoir pour cela.

Position des mains pour le haut du corps : En vous référant aux positions des mains pour l'autotraitement du haut du corps, parcourez intuitivement votre corps en partant de la tête vers le bas du dos et le ventre. Vous pouvez vous asseoir pour cette partie pour atteindre plus facilement les régions que vous souhaitez traiter.

Mouvements du bassin : en posture allongée ou assise, vous pouvez faire basculer votre bassin en douceur, ce qui réveillera le bas du dos et le ventre. Inspirez en basculant le haut du bassin vers l'avant (en cambrant le dos) et expirez en le basculant vers l'arrière (en éliminant la courbe naturelle de la colonne vertébrale). Certains disent que cela stimule le chakra sacré, notre centre d'énergie féminine, de créativité et de plaisir. D'autres disent que cela réveille l'énergie kundalini, qui est le serpent de l'énergie féminine lové sur lui-même à la base de la colonne vertébrale.

La partie suivante fonctionne mieux en posture allongée.

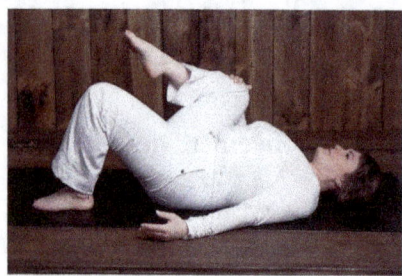 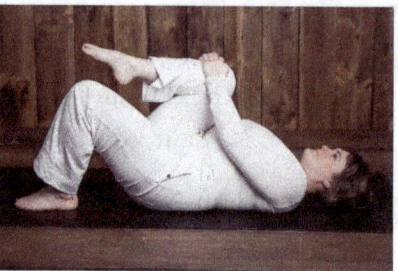

Mouvements circulaires des hanches et des chevilles : prenez un moment pour faire des cercles avec votre bassin, vos hanches et vos chevilles.

- Enlacez vos genoux contre votre poitrine (Apanasana, voir p. X) et bercez-vous d'un côté et de l'autre, puis tracez des cercles dans le ciel avec vos genoux.
- En posant un pied par terre, gardez un genou contre votre poitrine et, en vous guidant avec votre ou vos mains, tracez des cercles dans le ciel avec votre genou (dans les deux sens) afin de réchauffer la hanche.

- Vous pouvez ouvrir la hanche en guidant le genou vers l'extérieur (vers l'aisselle), et en gardant la hanche au sol, tirez le genou vers l'intérieur pour étirer l'extérieur de la cuisse et les fessiers.
- En serrant une dernière fois votre genou contre votre poitrine, tracez des cercles avec vos orteils pour réchauffer votre cheville. Fléchissez et pointez votre pied comme il vous plaît.
- Répétez de l'autre côté.

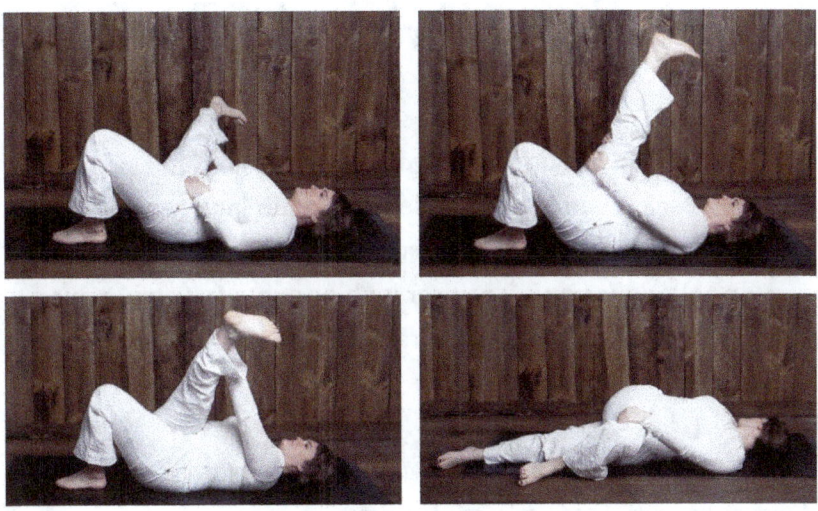

Étirements des jambes et torsions sur le dos : reprenez la première jambe avec laquelle vous aviez commencé pour l'exercice précédent et tendez-la vers le ciel, le pied fléchi (comme si votre pied poussait le plafond), en pliant légèrement le genou, les doigts entrelacés derrière la cuisse (ou en utilisant une sangle de yoga autour du pied). Conseil : détendez vos épaules et vos bras.

- Utilisez votre respiration pour guider l'ampleur de l'étirement (inspirez pour vous détendre un peu, expirez pour rapprocher la jambe et approfondir l'étirement de l'arrière de la jambe et du bas du dos).
- En gardant les deux hanches au sol, utilisez vos mains pour guider la jambe tendue (ou pliée) vers une ouverture de la hanche (c'est-à-dire que votre jambe va vers l'extérieur de votre corps). Ramenez la jambe au centre et pliez le genou vers votre poitrine.

Utilisez ces deux postures pour créer de l'énergie reiki de façon intuitive dans vos jambes, vos genoux, vos pieds et le bas de votre ventre.

- Utilisez la main opposée à votre jambe pour faire traverser la jambe du côté de la main qui guide et créer une torsion (votre hanche va inévitablement se soulever du sol). Vous pouvez utiliser un bloc ou un traversin pour accueillir votre jambe en torsion et soutenir le bas de votre dos.

Profitez-en pour positionner vos mains de façon à faire circuler le reiki dans vos hanches, vos fessiers et vos cuisses.

- Répétez de l'autre côté.

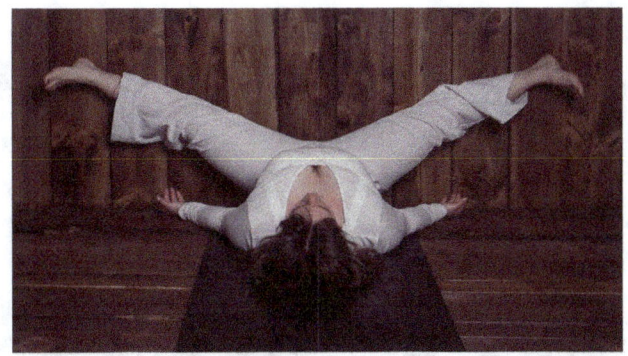

Étirement en V : en utilisant vos mains pour soutenir vos jambes et guider l'étendue de l'étirement qui convient à votre mobilité, laissez vos deux jambes s'ouvrir en forme de V (vous pouvez vous servir d'un mur si vous le souhaitez). Si l'exercice est trop intense, vous pouvez garder les genoux pliés et les rapprocher de vos aisselles, comme si vous vous accroupissiez, mais sur le dos (dans ce cas-ci, vous devrez vous éloigner du mur pour avoir assez d'espace).

- Si vous vous sentez à l'aise de maintenir cette position pendant quelques respirations, vous pouvez explorer les positions des mains qui vous interpellent sur le bas du corps et les jambes.
- Enlacez vos genoux contre votre poitrine (Apanasana, voir p. X), bercez-vous doucement, puis déposez vos pieds sur le tapis.

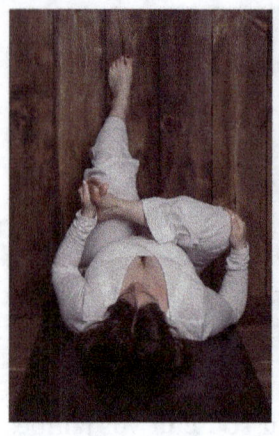 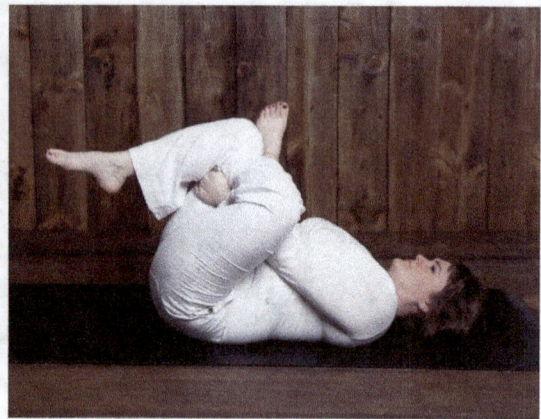

Étirement de la figure 4 (variation du pigeon incliné) : placez un pied sur le tapis, allongez l'autre jambe vers le ciel, en pliant légèrement le genou et en fléchissant le pied. Depuis la hanche, tournez légèrement le talon vers l'intérieur du corps, pliez le genou à un angle de 90 degrés et posez le pied fléchi (important pour protéger le genou) sur la cuisse opposée (c'est-à-dire celle dont le pied est à plat sur le sol).

- Vous avez l'option de poser vos mains sur le genou et le pied de la jambe formant la figure 4 pour vous faire un autotraitement.
- Vous pouvez aussi prendre l'arrière de la cuisse opposée avec vos mains pour étreindre la jambe et approfondir l'étirement. Cette variation peut aussi se faire face à un mur, comme dans l'image. Ceci vous permet d'avoir les mains libres pour vous offrir du reiki.

Suivez votre intuition pour faire toute autre position des mains sur votre corps.

- Répétez de l'autre côté.

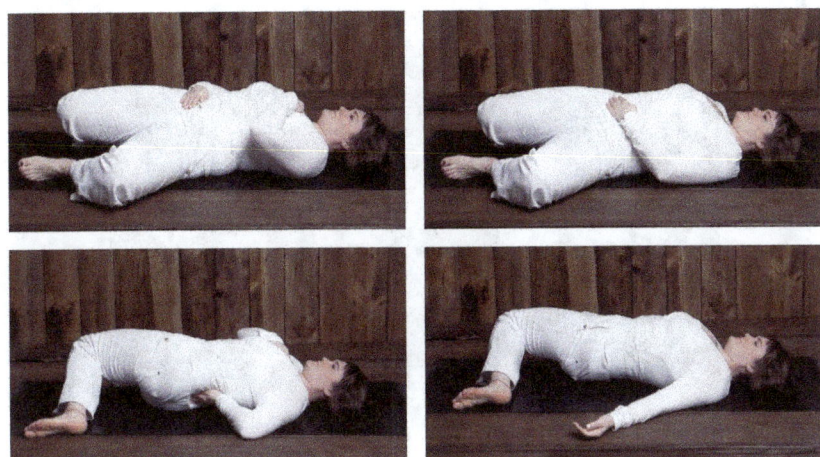

Essuie-glace : les bras le long du corps (paumes vers le haut), les genoux pliés, placez vos pieds sur le sol à une bonne distance l'un de l'autre, puis laissez vos genoux tomber doucement d'un côté et de l'autre. Plus vos pieds sont espacés, plus le mouvement sera doux pour le bas du dos et plus vous sentirez le mouvement dans les hanches.

- Coordonnez votre respiration avec vos mouvements : inspirez pour apporter les genoux vers le centre et expirez pour déposer vos jambes du côté de votre choix. Prenez des pauses lorsque vous en sentez le besoin et prenez autant de respirations que vous le souhaitez.
- Si cela est possible pour vous, attrapez vos coudes et laissez-les se balancer d'un côté et de l'autre, toujours dans la direction opposée d'où vous déposez vos genoux.
- Lorsque vous prenez des pauses, n'hésitez pas à vous offrir de l'énergie reiki avec les positions des mains de la façon qui vous convient. Comme l'essuie-glace est une torsion, cette posture convient particulièrement bien à l'autotraitement du torse (devant ou derrière).

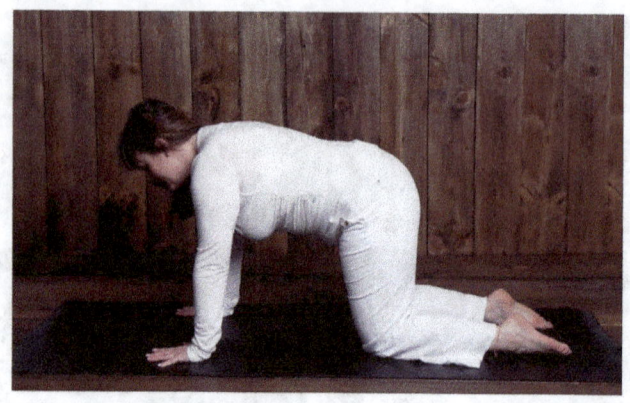

Posture de la table (Bharmanasana) : étreignez vos genoux contre votre poitrine et dirigez votre menton vers vos clavicules en engageant vos abdominaux. Commencez à vous balancer d'avant en arrière le long de votre colonne vertébrale et prenez de l'élan. Si vous vous sentez à l'aise, croisez vos chevilles et lorsque vous sentez que vous avez pris assez d'élan, utilisez l'énergie du mouvement pour vous placer « à quatre pattes », dans la posture de la table. Sinon, ralentissez le balancement, tournez-vous sur le côté et utilisez vos mains pour vous aider à prendre la posture de la table.

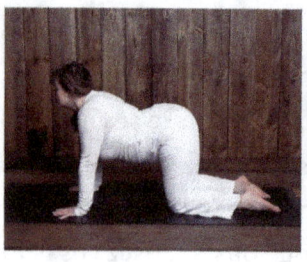 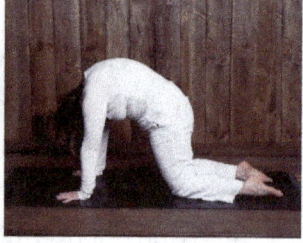

Postures du chat et de la vache (Marjaiasana et Bitilasana) : pour continuer l'échauffement de la colonne vertébrale, inspirez et cambrez le dos en laissant tomber le nombril doucement vers le sol, collez les omoplates ensemble et regardez vers l'avant (sans faire forcer le cou). À l'expiration, rentrez votre nombril vers votre colonne vertébrale, faites basculer votre bassin vers l'arrière pour diriger votre coccyx vers le sol. Arrondissez votre dos et vos épaules et laissez votre tête tomber vers le sol. Faites ceci pendant quelques respirations, ou aussi longtemps que vous le souhaitez.

- *Si vous êtes enceinte, en rétablissement post-partum ou si vous avez subi une intervention chirurgicale à l'abdomen, vous devez prêter une attention particulière aux sensations abdominales et faire ce mouvement en douceur.*

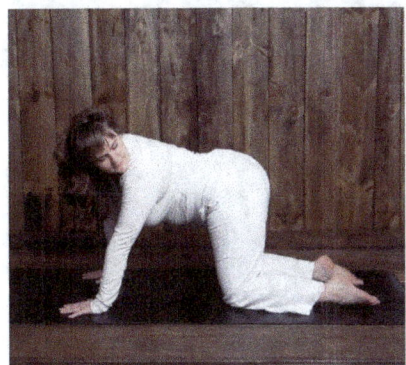 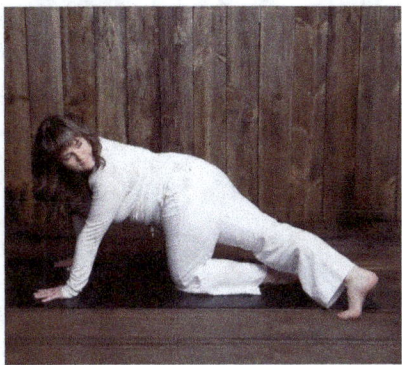

Posture du chien qui regarde sa queue : en posture de la table, inspirez en gardant la colonne vertébrale neutre. Expirez en essayant de regarder derrière vous (comme un chien qui regarde sa queue), ce qui constitue un léger étirement latéral. Inspirez pour retrouver une colonne vertébrale neutre et expirez pour vous étirer de l'autre côté.

- Tendez une jambe vers l'arrière, engagez vos orteils au sol et poussez le talon vers l'arrière à l'expiration pour étirer votre mollet.

- Faites passer le pied de la jambe tendue par-dessus la jambe qui est au sol et essayez de regarder ce pied que vous venez de déposer (celui de la jambe tendue), pour un autre étirement latéral.
- Répétez de l'autre côté.

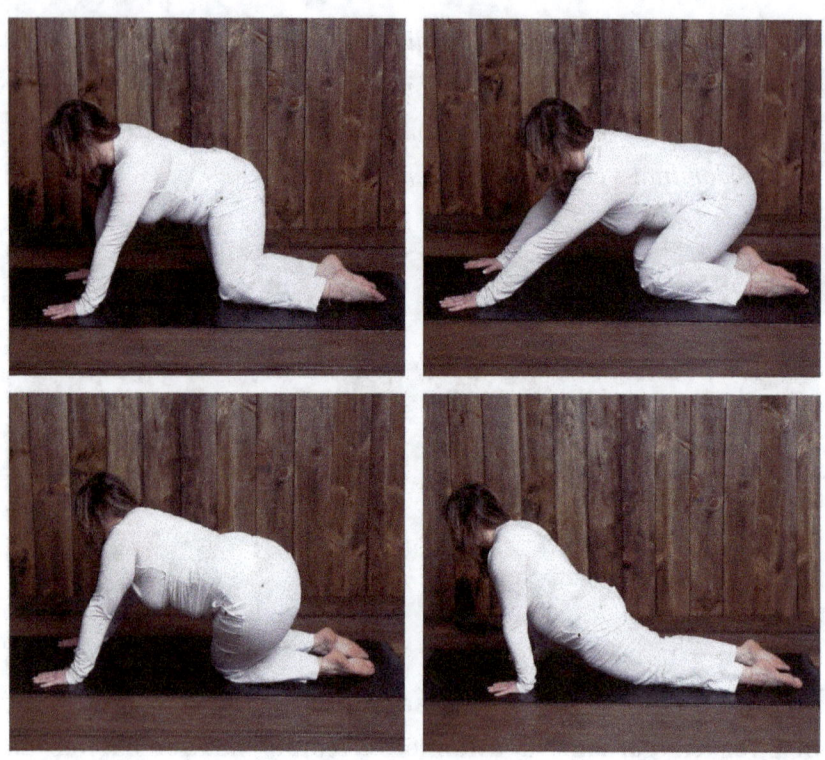

- Mouvements de cercle avec les hanches : en posture de la table, balancez vos hanches de gauche à droite, puis dessinez un grand « U » avec vos hanches pour faire de grands cercles avec vos hanches. Répétez de l'autre côté.

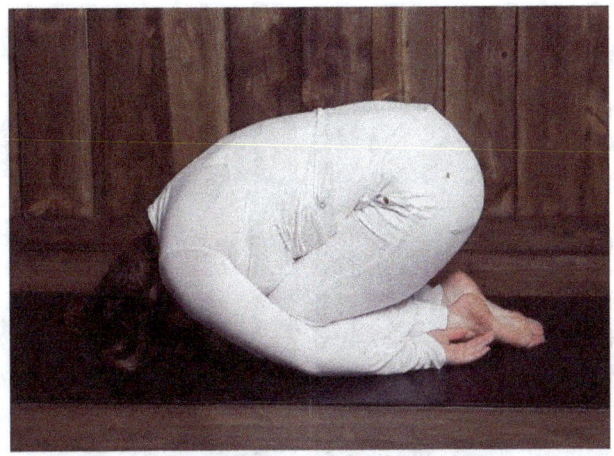

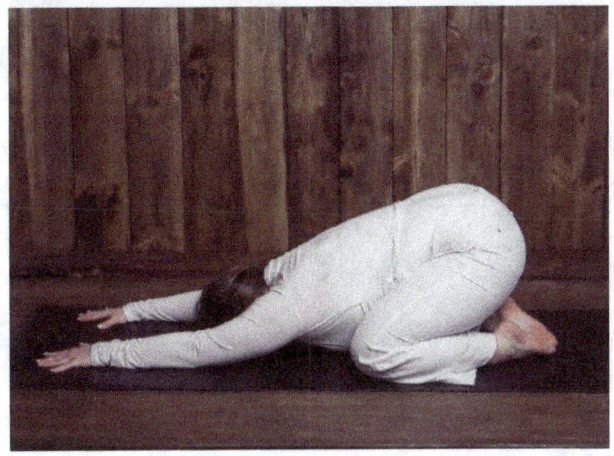

(Photo 1) Posture de l'enfant, les bras le long du corps. Pour une option régénératrice, ajoutez des blocs sous vos épaules pour les soutenir. *(Photo 2)* Posture de l'enfant. Pour ouvrir les hanches, vous pouvez écarter vos genoux.

Posture de l'enfant (Balasana) : à partir de la posture de la table, déposez vos hanches vers vos talons et reposez le haut de votre corps vers l'avant, au sol.

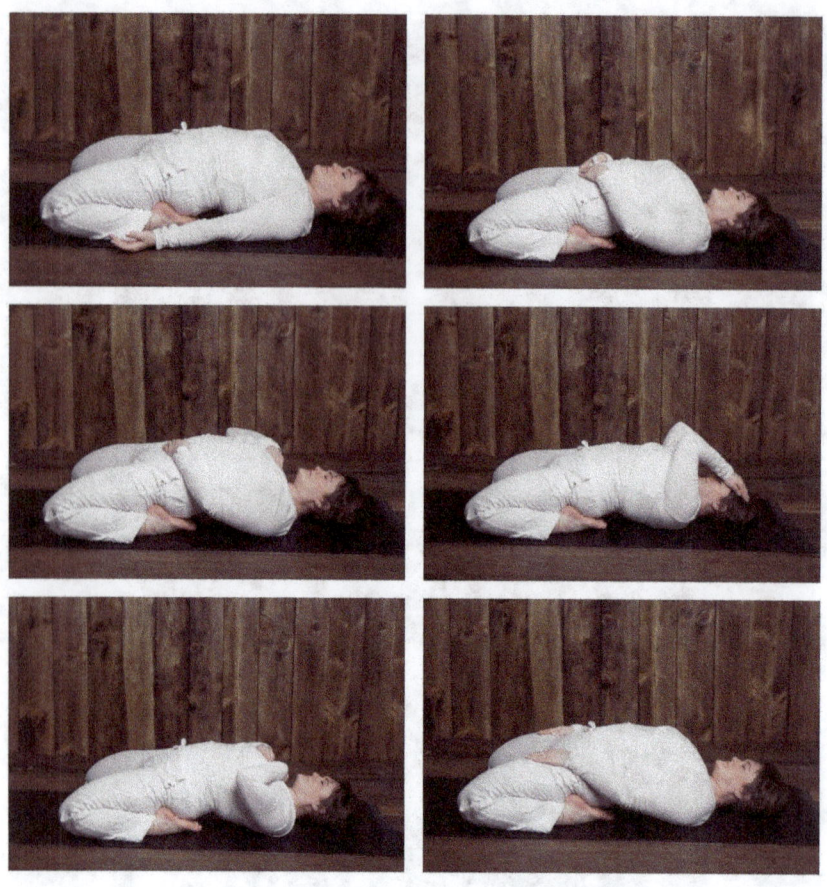

- Si vous êtes plus avancé dans votre pratique de yoga et que vous souhaitez prendre la **posture du héros couché (Supta Virasana),** restez assis sur vos talons, en les déplaçant près du côté extérieur des cuisses pour laisser de l'espace aux fessiers. Je recommande d'élargir un peu les genoux pour protéger le bas du dos. Allongez-vous lentement sur le dos avec l'aide de vos mains, placez vos avant-bras sur des blocs ou au sol. Vous pouvez aussi vous incliner complètement si cela vous convient. Prenez quelques respirations dans cette position.

- Offrez-vous de l'énergie reiki en plaçant vos mains sur votre corps de façon intuitive. Utilisez vos bras pour vous aider à sortir de la pose.

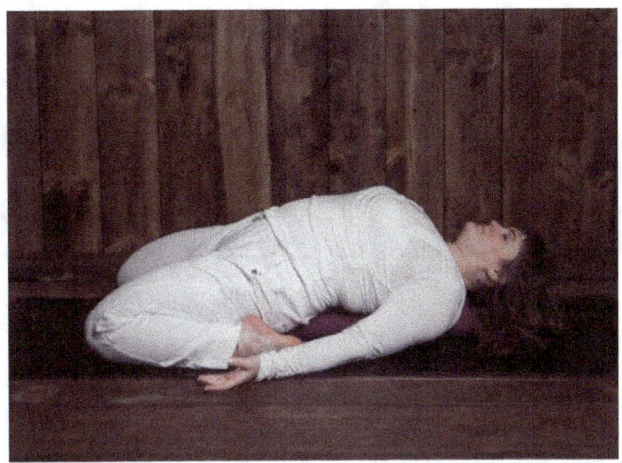

- Modification : soutenez votre corps avec un traversin.

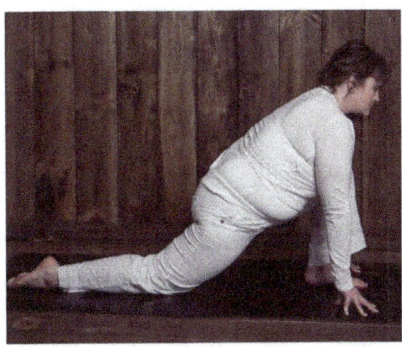 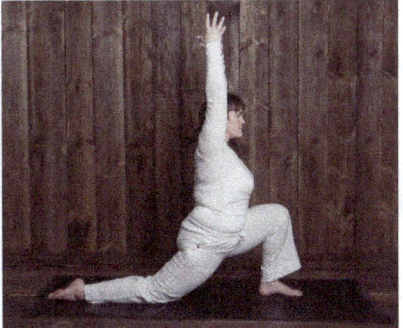

Fente basse (Anjaneyasana) : à partir de la posture de la table ou du chien tête en bas, placez le pied droit entre vos mains (avec le genou droit au-dessus de la cheville) et déposez le genou gauche sur le tapis. Gardez les hanches bien droites et, en bougeant vos hanches vers l'avant et vers le sol, trouvez la hauteur qui convient à votre corps (c'est-à-dire que vous pouvez tenir la pose et respirer, mais vous sentez un certain étirement).

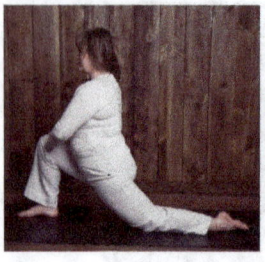 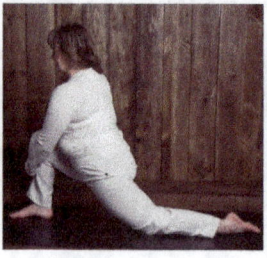 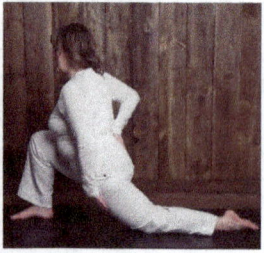

Variations de la fente basse avec des positions de mains pour s'offrir l'énergie reiki.

- Les mains peuvent être au sol ou sur des blocs, sur les cuisses ou sur les hanches, selon la position du torse.
- Vous pouvez vous offrir du reiki de façon intuitive. Les positions des mains utiles dans ce cas-ci sont celles du cœur, du bas-ventre, de l'aine et des hanches, des cuisses et des fessiers, et du bas du dos.

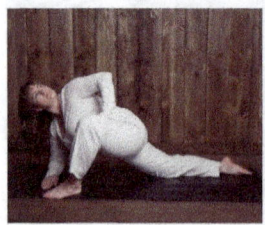 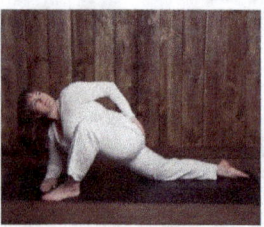 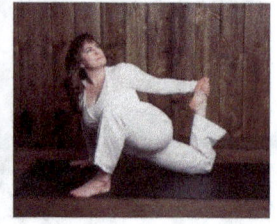

- Pour explorer la mobilité des hanches, et pour les personnes plus expérimentées, vous pouvez choisir une variante de la **posture du lézard (Utthan Pristhasana)**. Déplacez le pied avant vers l'extérieur à environ 45 degrés (les orteils pointant vers le coin extérieur du tapis,

l'ouverture se fait à partir de la hanche, et non du genou), et rapprochez votre torse du sol, à une hauteur confortable (vous sentez un étirement tout en étant capable de respirer normalement).
- Répétez de l'autre côté.

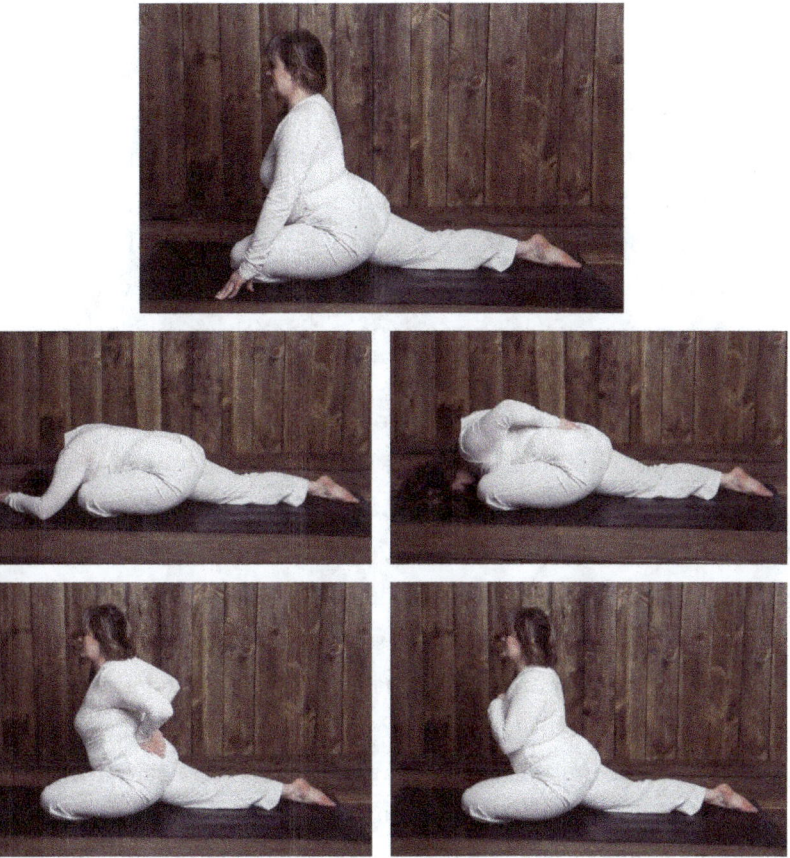

La posture du pigeon (ou cygne) et sa variation du pigeon au repos, et des positions des mains pour s'offrir l'énergie reiki.

Posture du pigeon (Kapotasana) : à partir de la posture du chien tête en bas ou de la table, dirigez votre genou droit vers votre poignet droit, en orientant votre tibia à un angle de 45 degrés.

Gardez votre bassin bien droit (les deux hanches sont tournées vers l'avant) et approchez votre bassin du sol de manière à ne pas vous blesser, en gardant à l'esprit que vous pourriez avoir une sensibilité du bas du dos. Conseil : placez un bloc ou un traversin sous la hanche et le fessier droits pour garder les hanches droites et pouvoir modifier l'intensité de la pose.

- Une fois dans la pose du pigeon debout, vous pouvez choisir d'y rester pendant plusieurs respirations, ou de vous coucher vers l'avant dans la pose du pigeon au repos après quelques respirations.
- De nombreuses options d'étirement sont possibles à partir de la pose du pigeon, que vous souhaitiez vous concentrer sur des extensions ou des étirements latéraux. N'hésitez pas à explorer !
- Si la pose traditionnelle du pigeon n'est pas confortable, notamment en raison d'une blessure aux genoux, vous pouvez la modifier en la faisant en position assise ou en position couchée sur le dos, en plaçant une jambe à la fois en forme de 4 pour étirer la cuisse). La posture du pigeon peut aussi être faite sur une chaise !
- Répétez de l'autre côté (vous amenez le genou gauche au poignet gauche, le tibia est à un angle de 45 degrés et vous avez un bloc sous la hanche et le fessier gauches).
- *La posture traditionnelle du pigeon est une excellente occasion pour les personnes donnant un cours de yoga reiki de fournir une assistance directe.*
- *Si vous choisissez une variation de la pose du pigeon, vous pouvez aussi explorer certaines positions de mains pour vous offrir un traitement de reiki.*

Posture de l'enfant (Balasana) : reprenez la posture de l'enfant. Envoyez vos hanches vers vos talons et penchez-vous vers l'avant, en direction de vos cuisses. Les bras peuvent se déposer en avant ou le long du corps.

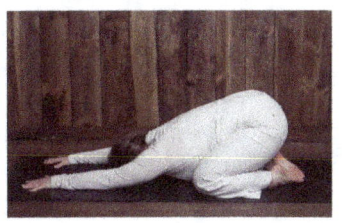

- La posture de l'enfant n'est pas propice à l'autotraitement, mais c'est une excellente occasion pour une personne donnant un cours de yoga reiki de proposer une assistance directe.

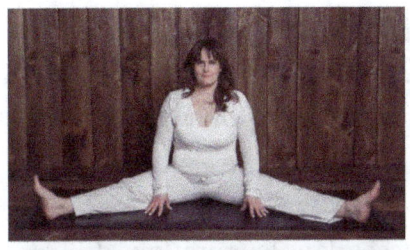
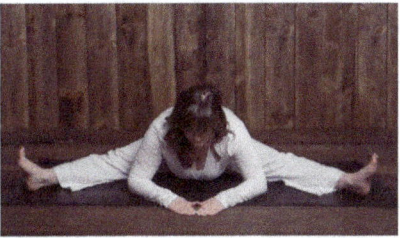
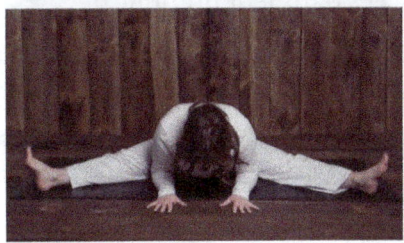

Des variations d'inclinaison vers l'avant pour la posture des jambes en V ; des blocs ou des traversins peuvent également être utilisés pour soutenir le haut du corps pour une pratique plus restauratrice.

Posture des jambes en V : en posture assise (les os du bassin sont ancrés, le bassin est neutre, le dos est bien droit), ouvrez les jambes pour former un grand V (comme la pose de la libellule du yoga yin) et gardez une légère flexion des genoux (pour ne pas bloquer les articulations).

- Vous pouvez faire des flexions latérales et vous replier sur chaque jambe. Ces poses permettent également de s'autotraiter, à condition que vous puissiez atteindre confortablement la partie du corps que vous souhaitez soigner.
- Tout en gardant le bassin neutre et ancré au sol, penchez votre torse vers le sol à partir des hanches. Cette flexion avant peut être de quelques centimètres seulement et être tout aussi efficace puisqu'il ne s'agit pas d'atteindre une quelconque destination.
- Vous pouvez aussi plier une jambe pour faire la **posture de la demi-libellule** si cela convient mieux. Soutenez votre bassin avec une couverture pliée ou un traversin, et roulez une couverture pour la placer sous le genou de la jambe allongée.
- Pour les personnes plus avancées dans leur pratique de yoga ou dont la mobilité le permet, il est possible de prendre la **posture de la tortue (Kurmasana)** en se penchant vers l'avant et en glissant les bras sous les jambes (les paumes des mains vers le bas).

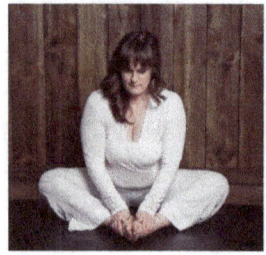 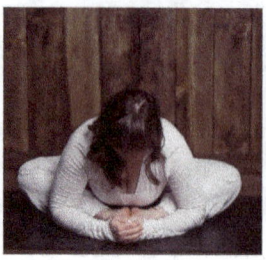 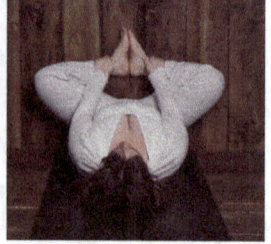

La posture du papillon incliné et des suggestions de positions des mains pour l'énergie reiki.

Posture du papillon (Titli Asana) ou du papillon incliné : à partir d'une posture assise avec les jambes en V, rapprochez la plante de vos pieds ensemble pour prendre la posture du papillon pendant quelques respirations.

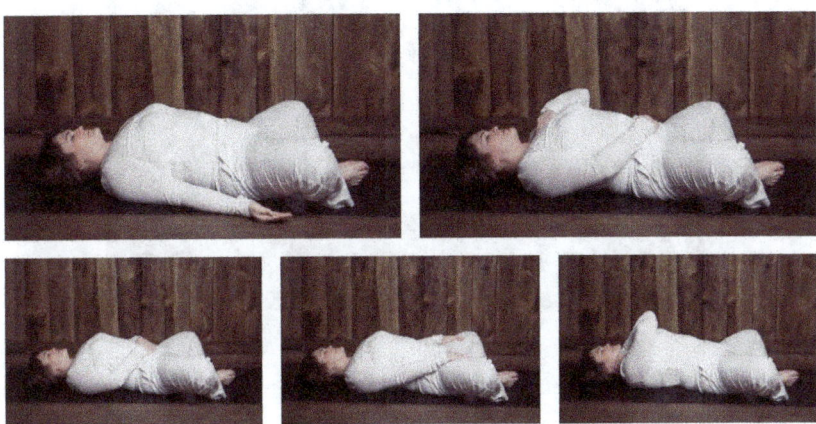

- Vous pouvez rapprocher vos genoux vos jambes vers le centre avec vos mains et vous allonger sur le dos dans la posture du papillon incliné. N'hésitez pas à utiliser des blocs ou un traversin pour soutenir les genoux et les cuisses.

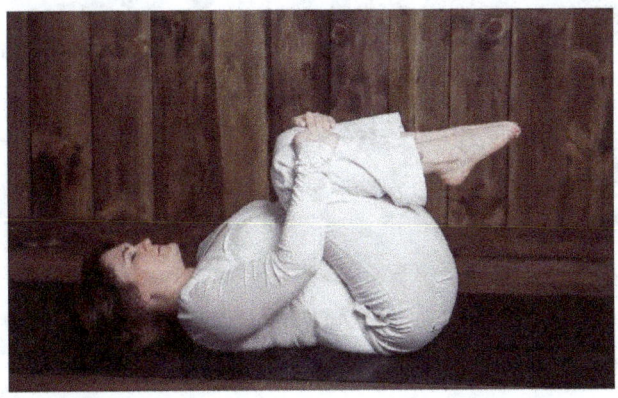

Guidez vos jambes vers le centre avec vos mains, et **enlacez vos genoux contre votre poitrine (Apanasana)**.

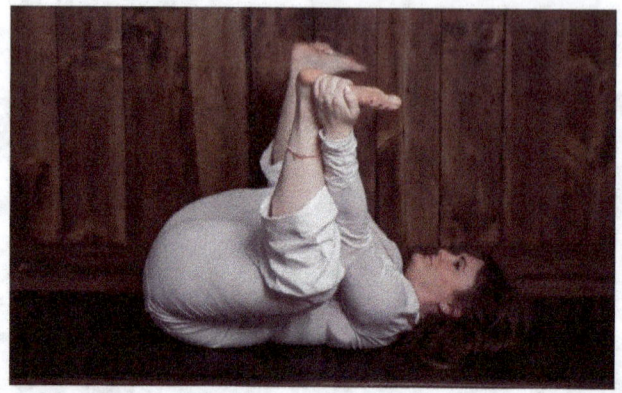

Posture du bébé heureux (Ananda Balasana) : en serrant les genoux contre la poitrine, ouvrez les jambes en dirigeant les genoux vers les aisselles. Attrapez l'extérieur de vos pieds (ou saisissez les gros orteils entre le pouce, l'index et le majeur) et poussez la plante de vos pieds vers le ciel. C'est comme si vous vous accroupissiez dans les airs ! Relâchez après quelques respirations profondes.

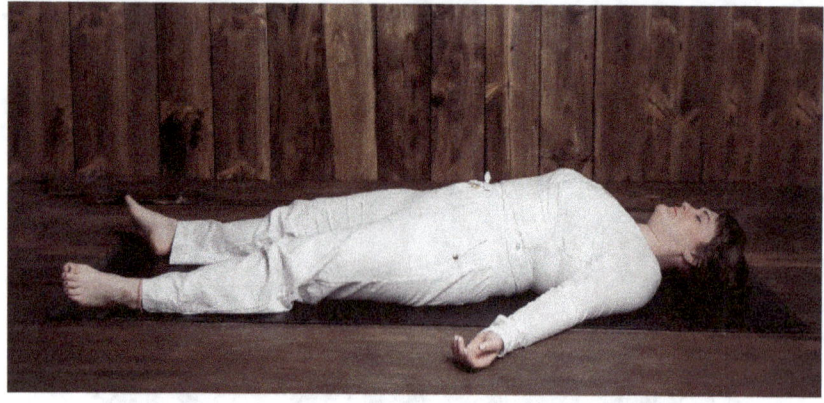

Savasana : allongez-vous sur le dos, avec les paumes tournées vers le haut et les omoplates qui pointent vers vos pieds pour permettre à la nuque de s'allonger. Ajoutez les accessoires ou le soutien dont vous avez besoin.

OPTION DE MANTRA DE REIKI USUI : Cho Ku Rei

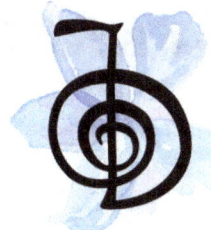

Tracé traditionnellement ou chanté en crescendo, le mantra Cho Ku Rei augmente la puissance, la force physique et la vitalité d'une personne.

Tracé à l'envers ou chanté en decrescendo, le mantra Cho Ku Rei s'utilise également pour diminuer l'intensité d'une condition, d'une maladie, d'un symptôme ou d'un sentiment moins agréable.

OPTIONS POUR LA MÉDITATION YOGIQUE :

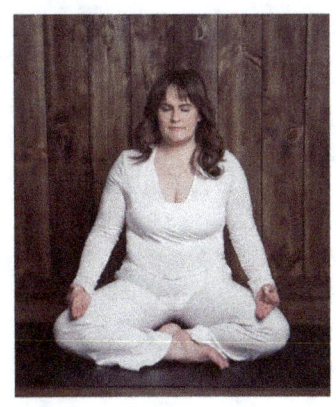

- **Le mantra Om mani padme hum**
- Cette méditation élimine toute énergie négative.
- Mudra : chin/gyan

- **La mudra shiva linga** (pour l'utilisation efficace de l'énergie) : la main gauche est maintenue sur la zone du nombril dans une ventouse souple, tandis que la main droite forme un poing avec le pouce pointant vers le haut.

Insérez le poing de la main droite dans la main gauche pour augmenter l'efficacité de l'énergie.

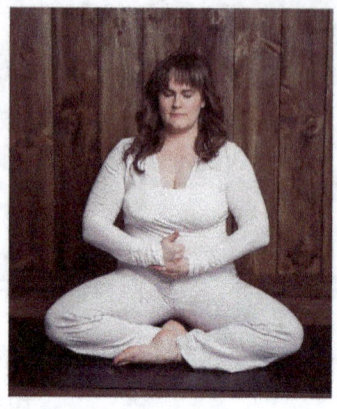

- **Les respirations énergisantes** (comme le souffle de feu, kapalabhati, ou toute autre méditation de kundalini pour le système immunitaire).
- **La respiration ujjayi** (aussi appelée respiration de la mer).

SÉQUENCE 2 : RESSENTIR
SÉQUENCES PAR RÉGION DU CORPS : DOS ET TORSE

CETTE SÉQUENCE active et équilibre les chakras inférieurs et centraux, dont le chakra sacré, le plexus solaire et le cœur. Ces chakras concernent principalement notre corps émotionnel, d'où le thème du « ressenti ». Par souci de simplicité, j'appellerai le chakra traditionnel du cœur le « cœur ». Je ne ferai que brièvement référence à la combinaison de ce que les praticien(ne)s avancé(e)s du reiki appellent parfois la triade des chakras du cœur. Elle est souvent appelée le « cœur éthérique » de l'amour universel et de la compassion, qui comprend le chakra traditionnel du cœur, le cœur ascendant et le cœur sacré. Personnellement, j'aime l'appeler le « Grand Cœur » qui, pour moi, comprend les trois éléments.

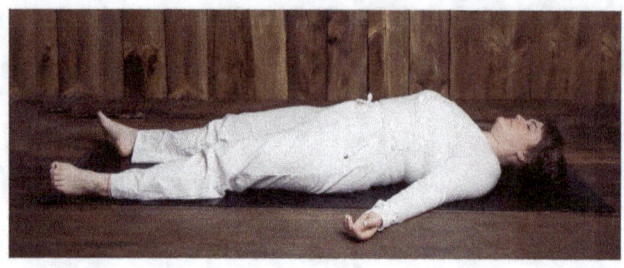

Savasana : allongez-vous confortablement sur le dos.

Méditation reiki : activez le flux de l'énergie reiki à l'intérieur de vous avec la respiration et la visualisation décrites précédemment.

Étirement banane (Bananasana) : pour faire cet étirement latéral, allongez-vous sur le dos, les bras au-dessus de la tête. Déplacez vos bras vers le coin supérieur droit de votre tapis. Vous pouvez attraper le poignet ou le coude gauche pour plus de stabilité et pour un étirement supplémentaire. En gardant le dos et les hanches à plat au sol, déplacez vos pieds au coin inférieur droit de votre tapis. Vous pouvez croiser vos chevilles pour plus de stabilité. Votre corps a maintenant une forme de banane, ce qui crée de la longueur dans les côtés de votre corps. Ce n'est pas une torsion !

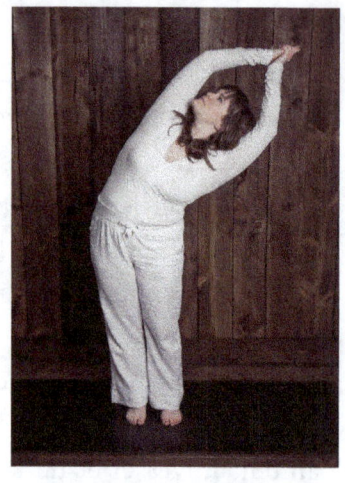

La posture est représentée debout comme un étirement de demi-lune, mais Bananasana est une posture qui se fait en position couchée. Vous pouvez croiser les chevilles et attraper le coude ou le poignet opposé pour un étirement supplémentaire.

- Vous pouvez prendre une pause sur le dos avant de faire la même position de l'autre côté, pour évaluer comment votre corps réagit à la pose.
- Répétez de l'autre côté.

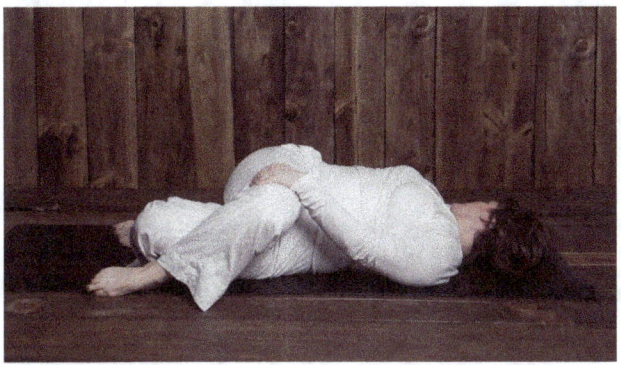

Vous pouvez placer une main sur votre cœur et une sur le bas de votre dos pour vous offrir un autotraitement, ou simplement respirer dans cette pose.

Torsions inclinées : allongez-vous sur le dos, les pieds à plat sur le tapis. Déplacez vos hanches vers la droite du tapis et dirigez vos genoux vers la gauche. Vos bras peuvent être posés le long de votre corps ou en forme de « T ».

- Vous pouvez choisir de croiser vos jambes (la droite par-dessus la gauche pour ce côté).
- Répétez de l'autre côté.

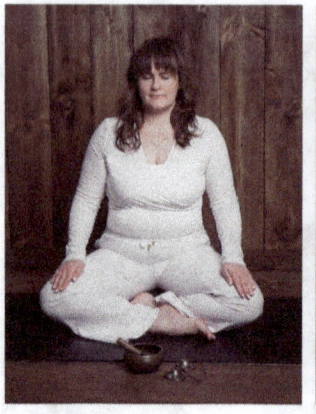 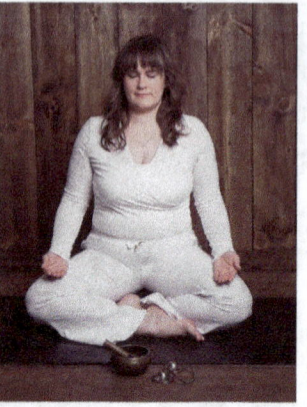

Posture facile (Sukhasana) : allongez-vous sur le dos, enlacez vos genoux contre votre poitrine et balancez-vous doucement de gauche à droite, puis commencez à vous balancer d'avant en arrière. Vous pouvez soit prendre de l'élan pour vous asseoir, soit vous tourner sur le côté et utiliser vos bras pour vous aider à vous asseoir, les jambes croisées (avec ou sans blocs pour soutenir les genoux et une couverture ou un traversin pour maintenir le bassin dans une position neutre). Tournez les paumes vers le bas pour vous ancrer à la terre, ou vers le haut pour inviter de l'énergie dans votre corps.

- Balayez votre corps et faites un autotraitement. Concentrez-vous sur le haut de votre corps et sur votre dos.

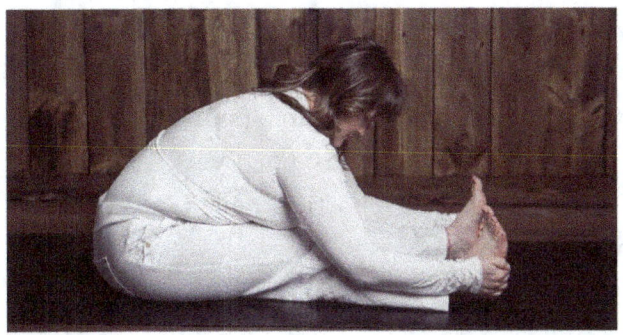

Posture assise en flexion avant (Paschimottanasana) : en position assise (le bassin est neutre, ce qui signifie que vous êtes assis sur les os de votre bassin), étendez vos jambes vers l'avant sans « verrouiller » les genoux, et n'hésitez pas à glisser une couverture roulée sous vos genoux pour soulager la pression dans les ischiojambiers ou le bas du dos. Inspirez pour allonger votre colonne vers le ciel et pliez vers l'avant à partir de vos hanches (et non à partir de la taille). Arrêtez-vous lorsque vous atteignez un seuil où vous sentez que votre corps travaille et que vous pouvez respirer aisément. Prenez quelques respirations dans cette posture. À l'expiration, remontez votre torse.

- Faites un autotraitement du bas du corps, en vous concentrant sur les jambes et les pieds. Vous pouvez plier chaque jambe en forme de chiffre 4 pour vous faciliter la tâche.

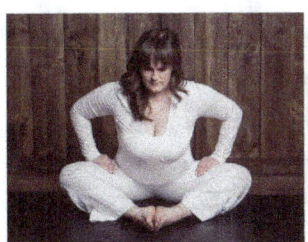 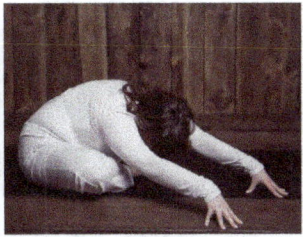

Papillon (Titli Asana) : en position assise, rapprochez la plante de vos pieds et éloignez ou rapprochez vos pieds de vous, selon ce qui vous convient le mieux. Inspirez pour allonger votre colonne vers le ciel, expirez pour vous plier vers l'avant à partir des hanches. Maintenez la posture pendant deux à quatre respirations.

- Vous pouvez garder la position du papillon et déplacer les mains vers chaque coin du tapis, en prenant quelques respirations de chaque côté, afin d'obtenir un étirement supplémentaire du bas du dos.

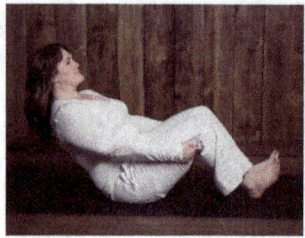 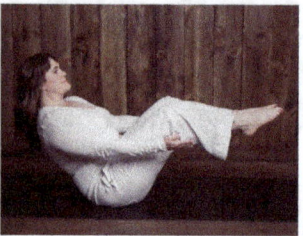

Posture du bateau (Navasana) : si vous cherchez à faire travailler vos abdominaux (et le chakra du plexus solaire), enracinez les os de votre bassin vers le bas, allongez votre colonne vertébrale vers le ciel en gardant les pieds sur le sol. Vous pouvez vous pencher vers l'arrière à un angle de 45 degrés.

- Vous pouvez tenir l'arrière de vos cuisses avec vos mains et garder vos talons sur le tapis pour une version plus douce, adaptée aux personnes qui commencent leur pratique.
- Vous pouvez choisir de lever les pieds et de tendre les bras vers l'avant pour un défi supplémentaire.

- Les personnes aguerries peuvent choisir une version plus difficile, si elles parviennent à maintenir l'intégrité de leur posture, à savoir un bassin neutre et une colonne vertébrale droite. Si c'est votre cas, étendez les bras et les jambes vers le haut, pour former la lettre « V » avec votre corps.

Posture de la table inversée (Urdhva Bharmanasana) : les pieds sont à plat sur le tapis, à la largeur des hanches. Les mains sont derrière vous, légèrement plus écartées que la largeur des épaules, les doigts pointant vers vos 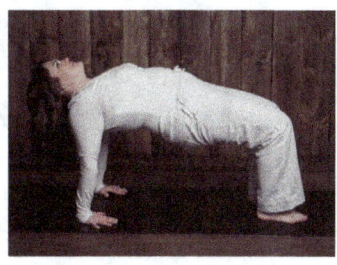 hanches. Levez-vous à quatre pattes, en envoyant vos hanches, votre ventre et votre cœur vers le ciel. Maintenez cette posture pendant deux à quatre respirations.

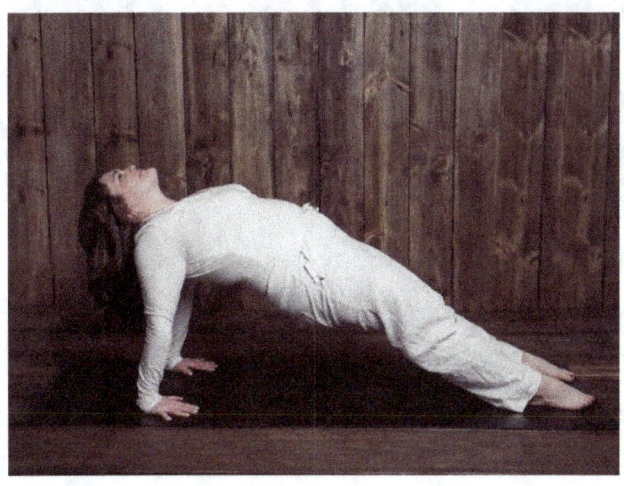

- Modification : pour faire travailler les abdominaux, prenez la **posture de la planche antérieure**

(Purvottanasana). Pressez dans les mains pour soulever le corps vers le ciel, cette fois-ci en étendant les jambes vers l'avant au lieu de plier les genoux.

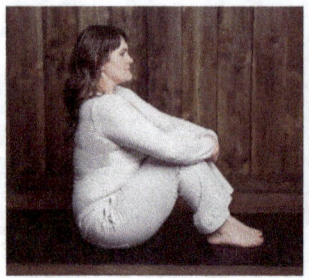 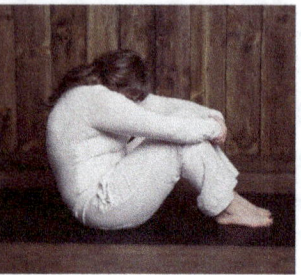

- Vous avez aussi l'option de prendre une **version assise de la posture du chat et de la vache**. Inspirez pour vous étirer votre colonne vers le ciel en serrant les genoux contre votre poitrine ; expirez en arrondissant votre dos.

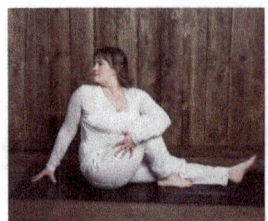 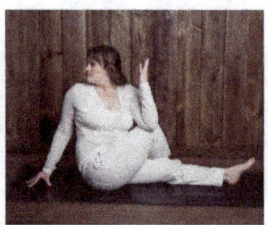 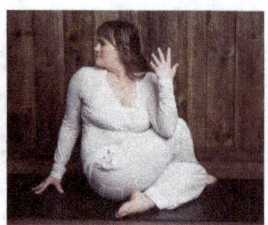

Vous voyez de gauche à droite des options pour la Posture de demi-torsion pour accommoder divers degrés de mobilité des hanches et du dos.

Posture de torsion assise ou de demi-torsion (Ardha Matsyendrasana) : en position assise, serrez le genou droit contre votre poitrine, enveloppez la jambe droite avec votre bras gauche et tournez vers la droite, tout en gardant votre colonne tendue vers le haut. Répétez de l'autre côté.

- Les personnes expérimentées peuvent modifier cette position en une **demi-torsion (Ardha Matsyendrasana)** : serrez le genou droit contre votre poitrine, croisez le pied droit sur la jambe gauche, inspirez pour vous grandir et tendez le bras gauche vers le haut. Faites une torsion vers la droite et déposez le coude gauche sur l'extérieur de la cuisse droite, tout en restant assis bien droit. Enfin, enroulez la jambe gauche vers la droite, comme pour vous asseoir en posture facile. Répétez de l'autre côté.
- Rappel : faites également l'autre côté de la torsion que vous avez choisie !

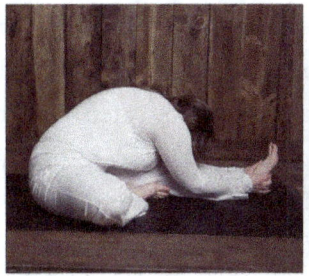 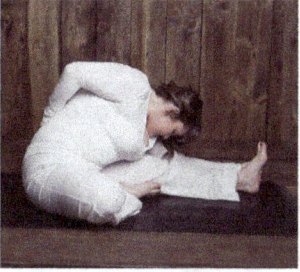

Posture de la tête au genou, avec des options de position des mains pour vous offrir du reiki

- Option de prendre la **posture de la tête au genou (Janu Sirsasana)** : en position assise, tendez la jambe gauche vers l'avant, amenez la plante de votre pied droit à l'intérieur de la cuisse gauche. Inspirez pour vous grandir, expirez pour vous plier vers l'avant à partir du pli de la hanche. Après quelques respirations, vous pouvez choisir d'ajouter une légère extension : placez la main droite derrière la hanche droite, poussez dans votre main pour soulever les hanches au ciel, en tendant le bras gauche au-dessus de la tête dans un étirement latéral. Répétez de l'autre côté.

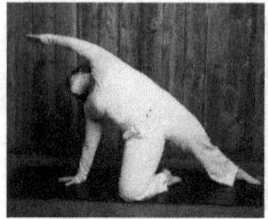 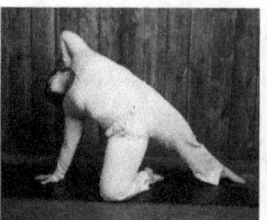 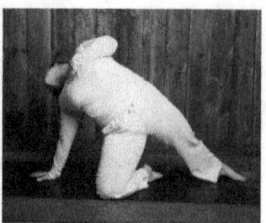

Des variations de la posture de la planche latérale avec appui sur un genou (ou de la charnière inversée), y compris quelques extensions légères (c'est-à-dire une flexion arrière du dos), si cela vous fait du bien.

Il est possible de faire une brève extension en **posture de la planche latérale avec appui sur un genou (Vasisthasana)**. Placez la main droite à l'extérieur de votre hanche droite et appuyez dans votre main droite et votre pied gauche pour soulever vos hanches et étirer votre corps du côté gauche. Vous pouvez utiliser votre main gauche pour vous offrir du reiki de manière intuitive. Répétez de l'autre côté.

Lorsque vous sentez que votre corps et votre énergie demandent un peu plus de dynamisme, ajoutez la mini séquence de la Salutation au soleil à votre pratique. Sinon, reprenez à partir de la posture du chien à trois pattes.

SALUTATION AU SOLEIL

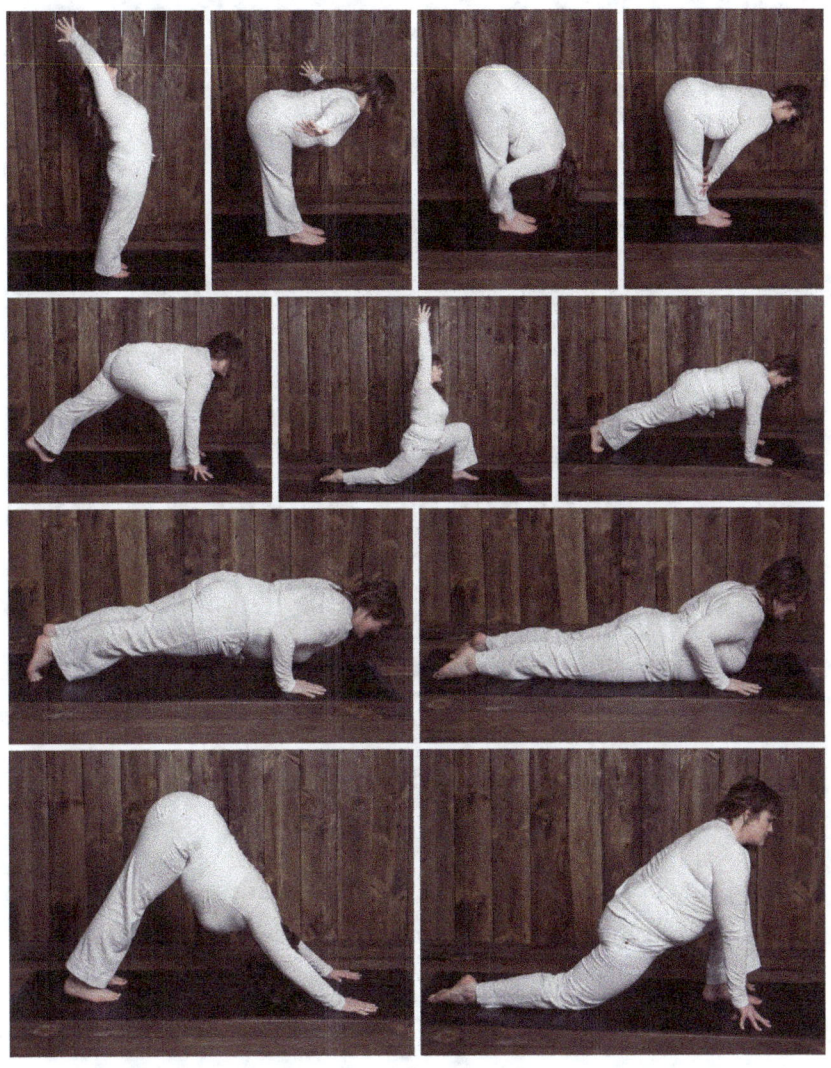

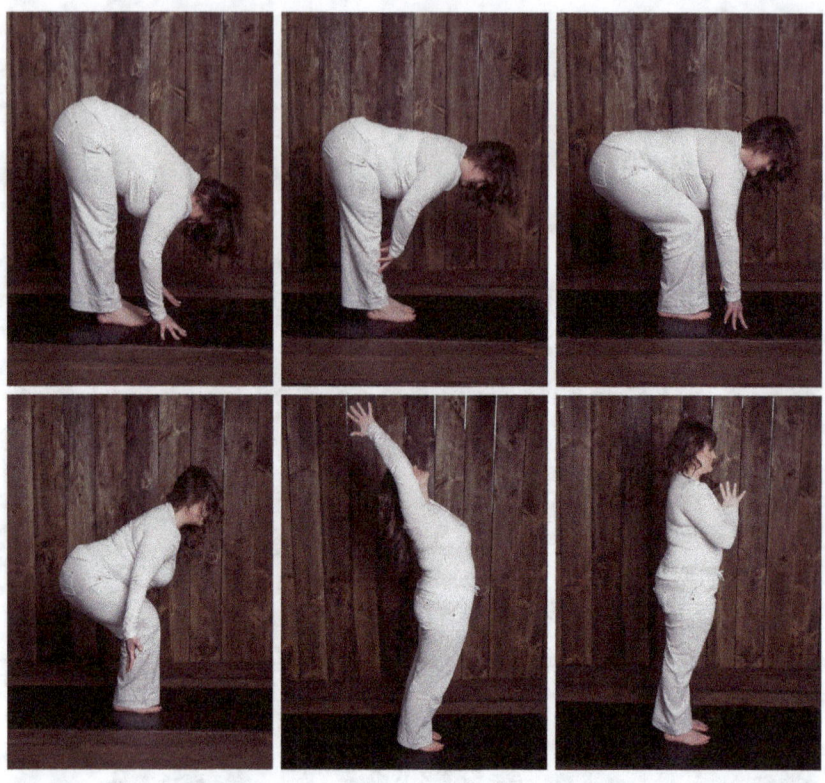

Faites un cycle de la Salutation au soleil classique (Surya Namaskara) :

Debout, en **posture de la montagne (Tadasana)**, inspirez en levant les bras au-dessus de votre tête (vers l'avant plutôt que de côté si vous avez des blessures aux épaules), expirez en vous pliant vers l'avant pour la **posture de la pince (Uttanasana)**.

Inspirez en soulevant le haut du corps parallèlement au sol, expirez et placez vos mains au sol en reculant le pied gauche pour prendre la **posture de la fente (Anjaneyasana)** et inspirez dans cette position.

Les deux mains au sol, expirez, reculez le pied droit (les deux pieds sont maintenant ensemble), inspirez pour prendre la **posture de la planche (Phalakasana).** Faites basculer vos talons vers l'avant si vous choisissez d'être sur vos pieds (au lieu de vos genoux), puis **expirez en abaissant votre corps vers le sol (Chaturanga).**

Inspirez en tirant le sommet de la tête vers l'avant, faites descendre les omoplates vers le bas du dos, allongez votre cou et soulevez le cœur dans votre version de la **posture du cobra (petit cobra, cobra, ou même le chien tête vers le haut** si vous avez la force abdominale et que le bas de votre dos n'est pas tendu).

Expirez pour prendre la **posture du chien tête en bas (Adho Mukha Svanasana)** ; vous pouvez passer par la table avant de prendre la posture du chien tête en bas, car c'est plus doux pour le dos si la force abdominale n'est pas présente pour soutenir cette transition. Avancez le pied gauche pour faire une fente de l'autre côté. Inspirez dans cette position. Expirez en plaçant vos pieds ensemble à l'avant du tapis et prenez la **posture de la pince.**

Inspirez en vous soulevant à moitié pour la **posture de demi-flexion (Ardha Uttanasana)**, expirez en vous pliant une fois de plus. Pliez les genoux et envoyez vos hanches en arrière comme si vous alliez vous asseoir. Allongez votre colonne vertébrale et votre cou, et inspirez pour vous redresser en poussant avec vos jambes. Faites une légère flexion arrière si cela vous fait du bien. Expirez en plaçant les mains à votre cœur, en mudra anjali (mudra de prière ou de salutation).

<u>Répétez l'exercice, mais cette fois-ci en commençant par reculer le pied droit dans la fente, puis en l'avançant à la fin de la séquence pour terminer la salutation.</u>

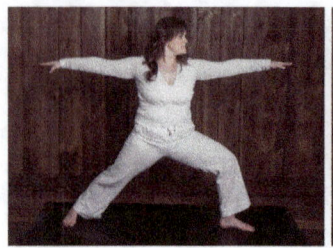 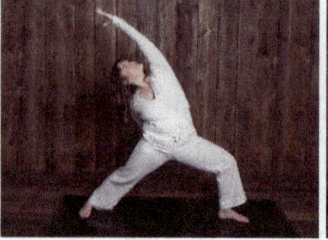 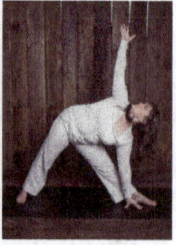

Mini séquence des postures du Guerrier II (Virabhadrasana II), du Guerrier inversé (Viparita Virabhadrasana) et du Triangle (Trikonasana).

Posture du guerrier II :

Reculez le pied gauche dans une fente, puis tournez votre talon vers l'intérieur à un angle de 90 degrés (votre talon avant [droit] s'aligne donc parfaitement avec l'arche de votre pied gauche, situé à l'arrière). Vos hanches sont légèrement décalées vers l'avant, dans un angle de 60 degrés. Votre genou droit est directement au-dessus de votre cheville droite et si votre alignement est sécuritaire, vous ne pouvez pas voir votre gros orteil droit (si vous pouvez le voir, votre genou est probablement incliné vers l'intérieur, ce qui sollicite votre genou ; vous pouvez raccourcir l'écart entre vos jambes pour obtenir un meilleur alignement). Déployez les bras et regardez vers l'avant pendant quelques respirations. *Gardez à l'esprit que vous devrez faire l'autre côté de cette pose à la fin de votre mini séquence.*

Posture du guerrier exalté :

À l'expiration, allongez la colonne vertébrale et le bras droit vers le haut en regardant vers le ciel. Laissez descendre le bras gauche vers la cuisse gauche (ou déposez-le dessus de votre main gauche sur le bas du dos). Si votre cou est douloureux, regardez vers le bas, en direction de votre mollet gauche. Maintenez la posture du guerrier inversé pendant quelques respirations. *N'oubliez pas que vous devrez faire l'autre côté de cette pose à la fin de votre mini séquence.*

Posture du triangle :

À l'inspiration, revenez au guerrier II. Allongez la jambe droite, basculez vos hanches vers l'arrière du tapis (dans cet exemple, vers la hanche gauche), tendez les bras vers l'avant de votre tapis, puis pliez à partir de votre hanche (pas de votre taille !) en un pli latéral, créant ainsi la posture du triangle. Vous pouvez poser votre main droite sur un bloc, sur votre cuisse ou votre tibia plutôt que sur le tapis si cela est plus confortable ou plus accessible pour vous. Votre bras gauche peut continuer de pointer vers le ciel, ou vous pouvez déposer votre main gauche sur votre hanche gauche, ou déposer le dessus de votre main sur le bas du dos pour une légère rotation de l'épaule. *Gardez à l'esprit que vous devrez faire l'autre côté de cette posture à la fin de votre mini séquence.*

Option avancée : vous pouvez choisir d'incorporer ces trois postures dans la salutation au soleil qui précède, ou d'ajouter deux séries de la salutation et de remplacer la fente par la mini séquence du guerrier II, du guerrier inversé et du triangle.

Répétez de l'autre côté.

Reprenez ici si vous avez passé la partie dynamique.

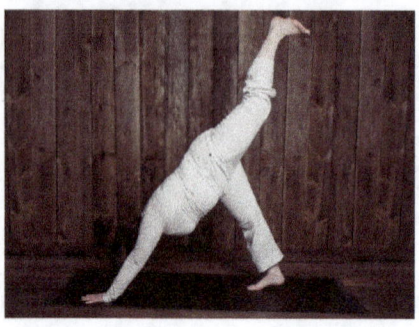

Posture du chien (tête en bas) à trois pattes (Tri Pada Adho Mukha Svanasana) : depuis la pose de la table, appuyez dans vos mains pour prendre la posture du chien tête en bas. Placez votre pied droit vers la ligne médiane du tapis pour créer un trépied entre vos mains et votre pied. En gardant les hanches bien droites (alignées avec le sol), levez la jambe gauche vers le ciel pour la posture du chien (tête en bas) à trois pattes.

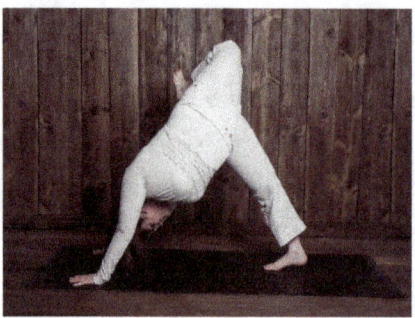

- Pliez votre genou droit et dirigez votre talon pour qu'il flotte par-dessus votre hanche gauche, ce qui ouvre les hanches et crée un léger étirement oblique.
- Répétez de l'autre côté.

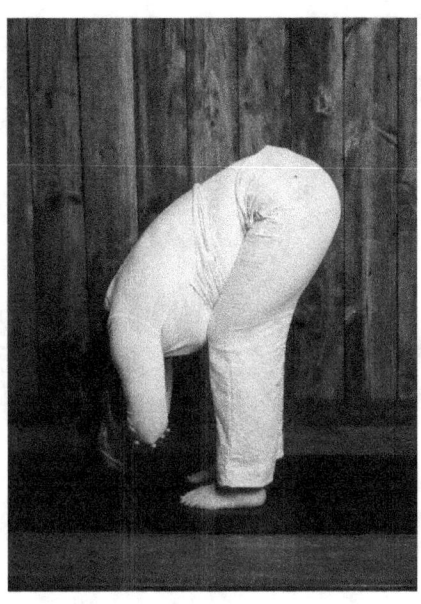

Posture de la poupée de chiffon : placez les pieds l'un contre l'autre à l'avant du tapis, pliez généreusement les genoux et laissez le dos, le cou et la tête retomber vers l'avant avec la gravité. Laissez tomber vos bras ou attrapez vos coudes. Vous pouvez également entrelacer les doigts derrière votre tête pour un étirement supplémentaire du cou, si cela vous fait du bien. Après quelques respirations, élargissez l'espace entre vos pieds et abaissez vos hanches pour vous accroupir profondément et prenez la posture de la guirlande (Malasana).

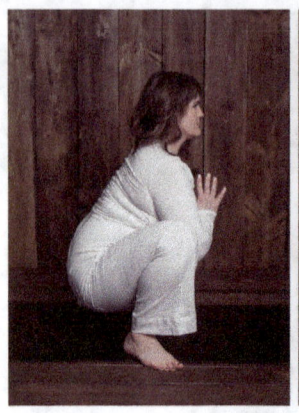
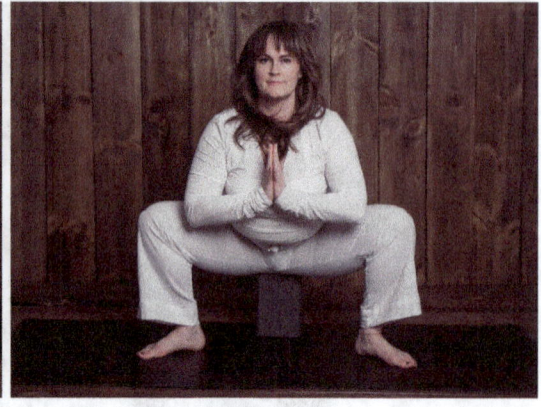

Posture de la guirlande (Malasana) : accroupissez-vous profondément, les pieds étant plus écartés que la largeur de vos hanches. De préférence les pieds ont un angle de 45 degrés vers l'extérieur (tant que vos genoux pointent dans la même direction que vos orteils !). Vous pouvez utiliser un bloc comme support pour vous asseoir. Maintenez cette position accroupie pendant quelques respirations.

Sortez de l'accroupissement et allongez-vous sur le dos.

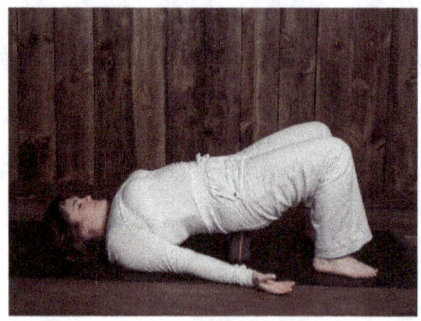

Posture du pont avec support (Setu Bandha Sarvangasana) : les pieds à plat sur le tapis, soulevez vos hanches et glissez un bloc ou un traversin sous votre sacrum (c'est-à-dire le triangle osseux situé entre vos fesses et la région lombaire de la colonne vertébrale) et laissez vos hanches reposer sur le bloc. Les bras peuvent être déposés le long de votre corps ou au-dessus de votre tête (au sol).

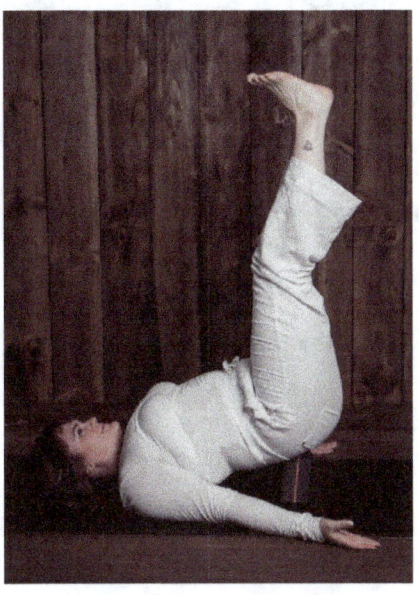

- Vous pouvez de prendre la **posture de la cascade avec support** en levant les jambes vers le ciel (avec une légère flexion des genoux). Vous pouvez placer vos mains intuitivement sur votre corps, ou simplement profiter de la posture.

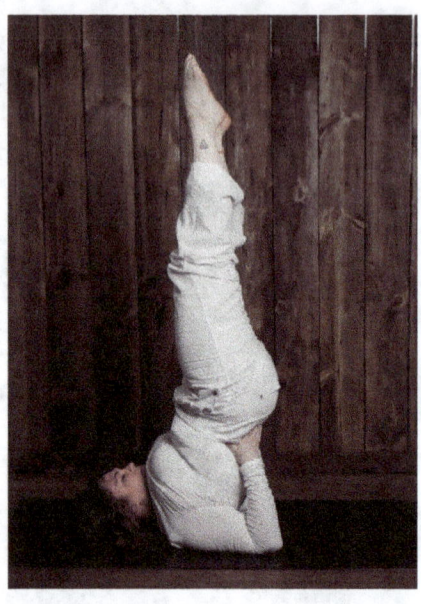

- Option avancée : si cela est sans danger pour vous et dans votre pratique, vous pouvez prendre la **posture de la chandelle (Salamba Sarvangasana)** en plaçant vos mains sur les hanches, en gardant le cou neutre une fois que vous avez soulevé les hanches, et en allongeant les jambes vers le ciel. Vous pouvez utiliser le placement naturel des mains pour vous offrir du reiki tout en vous soutenant dans la posture.
- Une autre option plus avancée consiste à prendre la **posture de la charrue (Halasana)**, en dirigeant les pieds vers le sol (depuis la posture de la chandelle), si cela vous fait du bien.

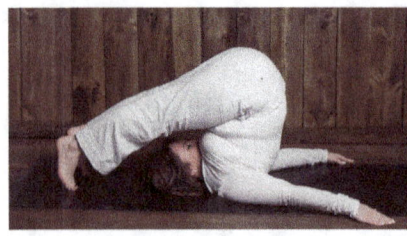
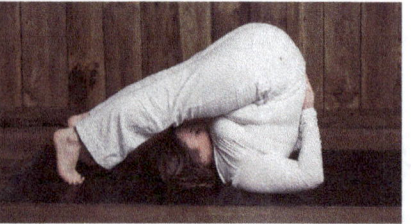

- Sortez de la posture et de la variation choisie à la prochaine expiration et prenez quelques instants pour permettre à la colonne vertébrale de retrouver une position neutre.

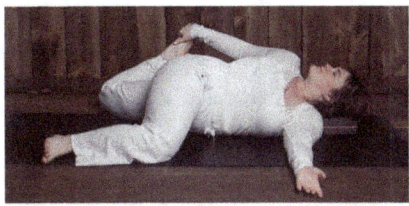 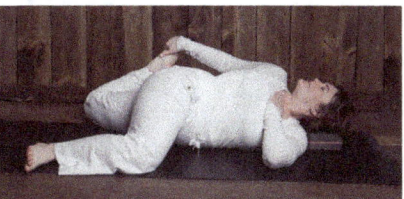

Posture du chat qui tire sa queue : allongez-vous sur le ventre, soulevez votre torse en vous installant sur vos avant-bras (dans la pose du sphinx) et amenez votre genou droit vers votre côté droit dans un angle de 90 degrés, en gardant votre tibia parallèle à votre jambe gauche. Vous aurez peut-être l'impression de grimper. Poussez contre le sol avec votre main droite, glissez votre main gauche (paume vers le haut) sous votre bras droit et laissez descendre votre épaule gauche au sol. Posez votre tête sur le sol ou sur un bloc pour soutenir le cou. Pliez votre jambe gauche et attrapez votre pied avec votre main droite (vous pouvez utiliser une sangle).

- Vous pouvez simplement vous reposer dans cette posture ou vous offrir du reiki de manière intuitive.
- Répétez de l'autre côté.

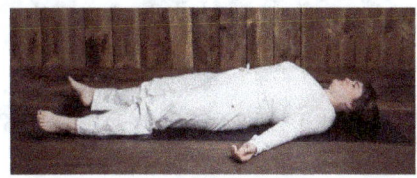

Savasana (intégration/méditation finale) : allongez-vous confortablement sur le dos.

OPTION DE MANTRA DE REIKI USUI : Sei Hei Ki

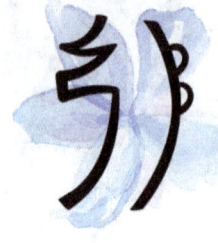

Sei Hei Ki est un symbole utile pour le nettoyage émotionnel et la potentialisation.

En tant que mantra, il peut être utilisé pour retrouver un cœur calme et paisible, prendre du recul et se détacher des résultats.

OPTIONS POUR LA MÉDITATION YOGIQUE :

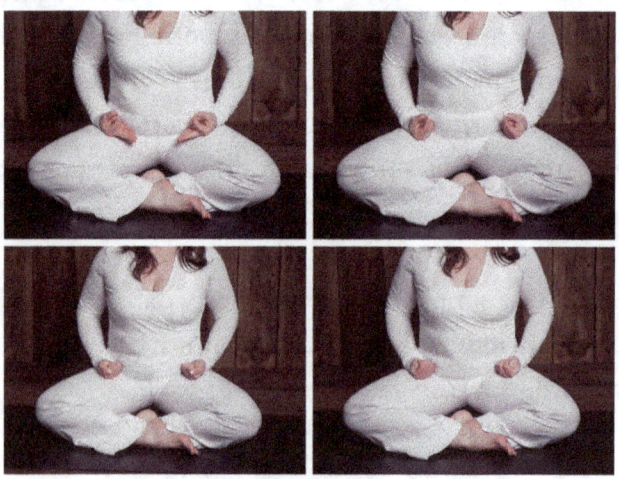

- **Respiration de yoga avec mudras** : avec le temps et en vous y exerçant, cette respiration vous permettra de

guider votre souffle pour utiliser toute la capacité de vos poumons.
- En position assise, placez vos mains au pli de la hanche en mudra chin/gyan (en collant le bout de l'index et du pouce). Gardez ensuite l'index et le pouce ensemble, puis repliez les autres doigts dans votre paume pour former un poing. Pour votre troisième mudra, formez un poing en laissant votre pouce à l'extérieur (appuyé sur le côté de l'index). Enfin, formez un poing avec vos mains et cette fois, repliez vos doigts sur votre pouce.
- Prenez de quatre à huit respirations avec chaque mudra.

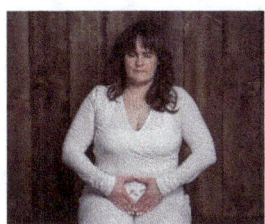 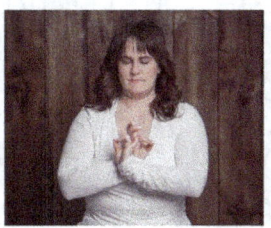 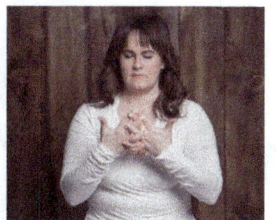

- **Mudra Trimurti** (« trois formes », pour les transitions), **mudra du cœur sans peur** (Abhaya Hridaya), OU **mudra de la confiance inébranlable** (Vajrapradama).

SÉQUENCE 3 : OUVERTURE, LÉGÈRETÉ ET EXPANSION

SÉQUENCES PAR RÉGION DU CORPS : TÊTE, COU ET ÉPAULES

CETTE SÉQUENCE active et équilibre les chakras supérieurs, ainsi que le cœur et le Grand Cœur. Les chakras supérieurs comprennent les chakras de la gorge, du troisième œil, de la couronne et de l'âme. Le chakra de l'âme est situé à environ 30 cm au-dessus de la couronne et du sommet de la tête, et nous relie à notre âme (la partie de nous qui s'incarne et conserve la mémoire), à la notion d'unité et au divin, c'est-à-dire à notre esprit et au Grand Esprit, à l'Univers, à notre Dieu ou Déesse. Il s'agit également d'un portail énergétique vers ce que les traditions chamaniques appellent le Monde supérieur.

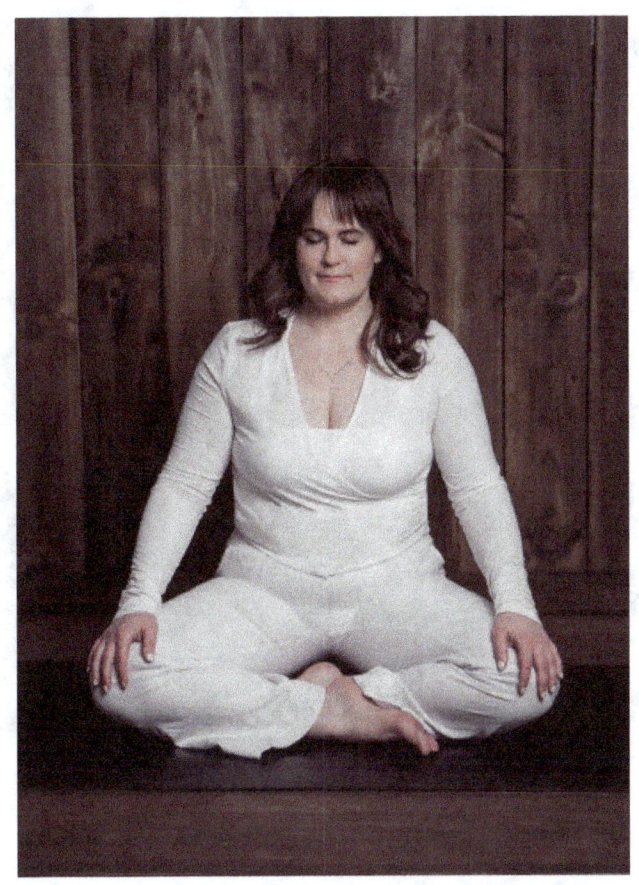

Posture facile (Sukhasana) : s'asseoir confortablement, les os du bassin ancrés au sol, le bassin neutre (le dos n'est pas arqué ou arrondi), le dos en extension axiale (la colonne s'étire vers le ciel), le cou long (le menton est légèrement rentré, et non pas baissé).

Méditation reiki : activez le flux d'énergie reiki avec la respiration et la visualisation décrites précédemment.

Balayage du corps : placez vos mains en forme de coupe à quelques centimètres de votre corps physique et faites un balayage de votre énergie de la tête aux pieds.

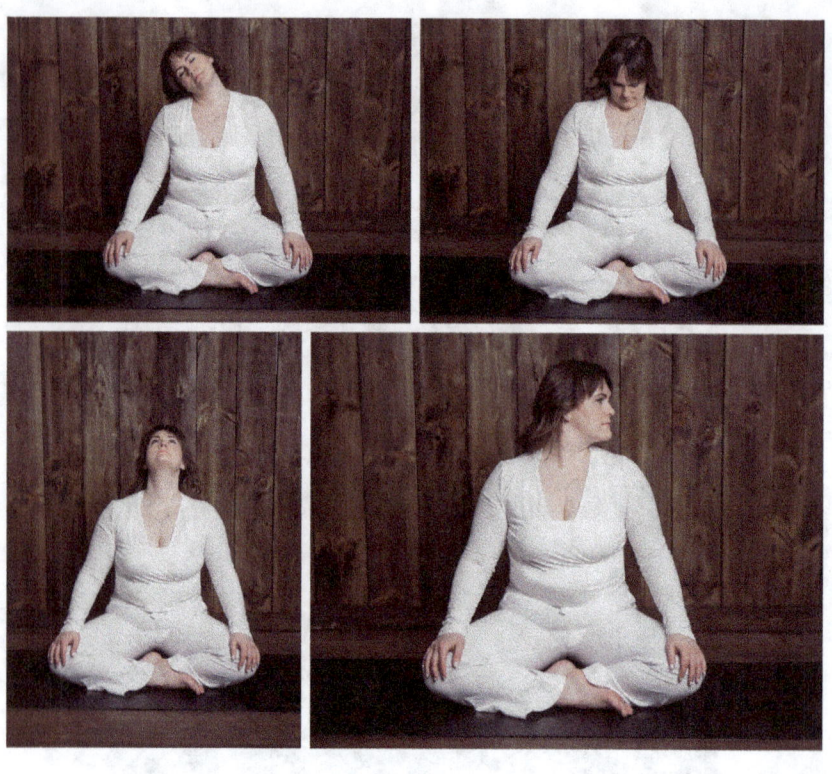

MOUVEMENTS **de la tête et des épaules :**

- Regardez des deux côtés, puis de haut en bas, en suivant votre respiration.
- Balancez doucement votre tête d'un côté à l'autre, en dirigeant une oreille vers l'épaule puis l'autre.

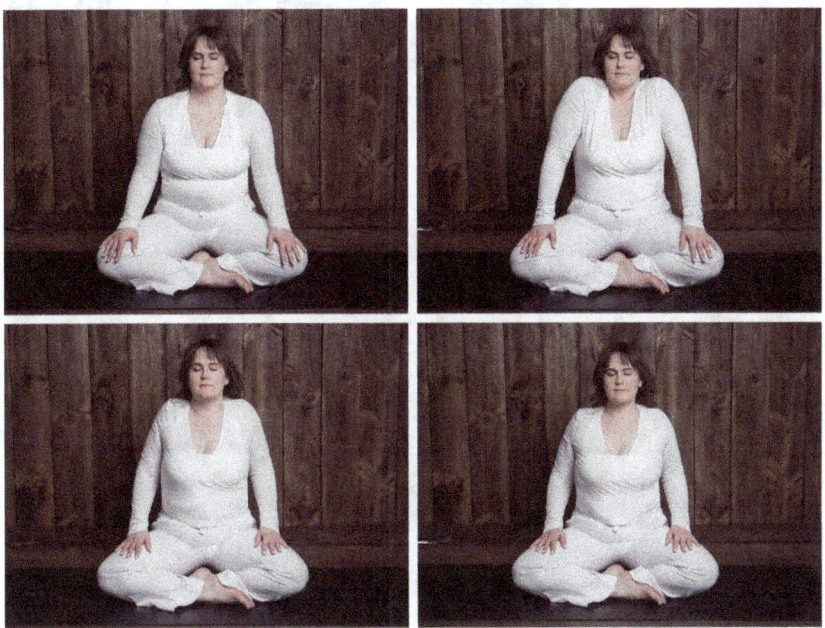

- Faites rouler vos épaules vers l'avant pendant quelques respirations, puis vers l'arrière.
- Soulevez vos épaules à l'inspiration et laissez-les retomber à l'expiration. Répétez quelques fois si vous en ressentez le besoin.

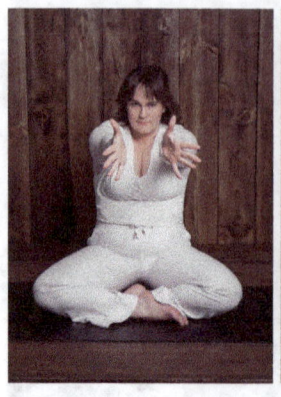 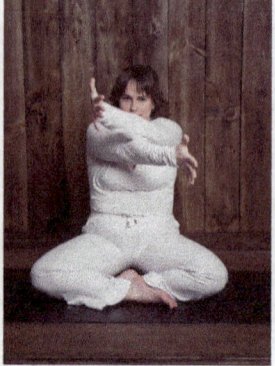 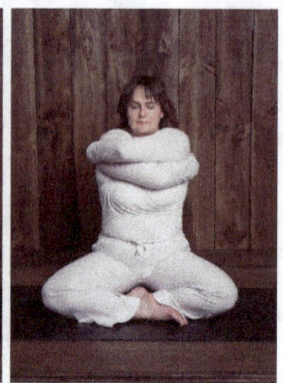

Mouvements des ailes :

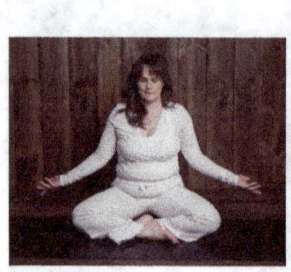 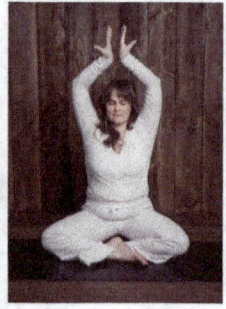 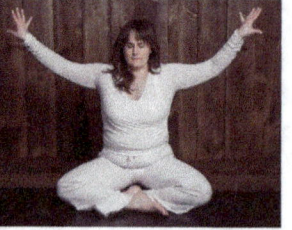

- Inspirez en levant vos bras de chaque côté de vous, paumes vers le haut, expirez en abaissant vos bras avec résistance, paumes vers le bas.

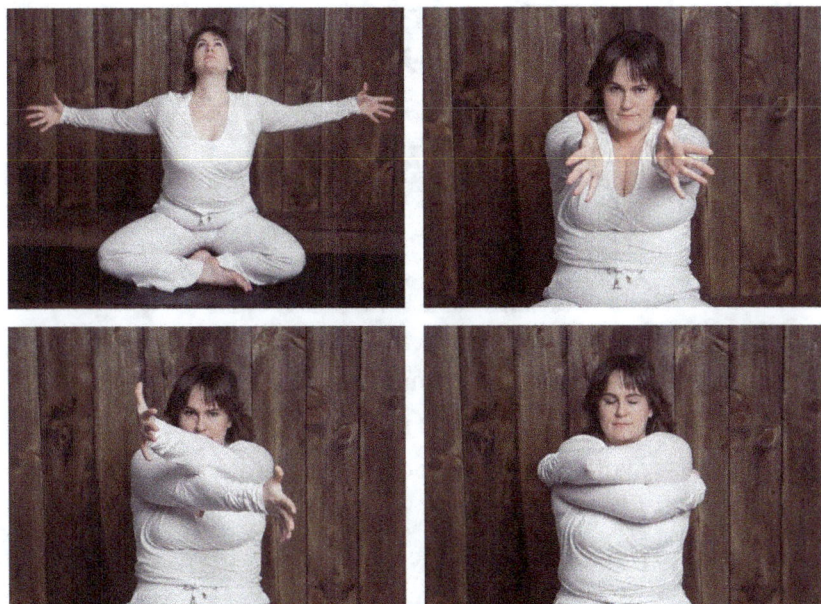

- Inspirez en ouvrant grand les bras, ouvrez votre cœur, regardez vers le haut ; expirez en amenant les paumes des mains l'une contre l'autre pour fermer vos ailes, arrondissez le dos en laissant la tête se recourber doucement. Répétez ce mouvement pendant quelques respirations.
- À votre prochaine expiration, enveloppez vos ailes autour de vous en croisant vos bras et en atteignant les omoplates opposées. Allongez votre colonne vertébrale vers le haut et, en allongeant le cou et en gardant le menton en position neutre, jouez avec la hauteur de vos coudes. Répétez de l'autre côté en plaçant le bras opposé par-dessus l'autre.

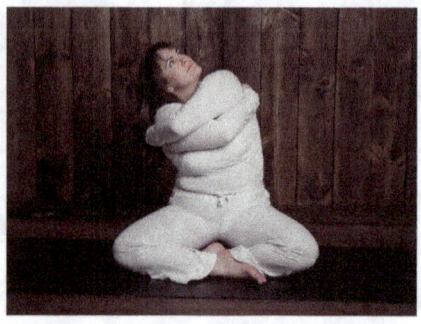

- Option : engagez vos abdominaux avec des flexions latérales, pendant quelques respirations de chaque côté, et utilisez votre expiration pour revenir au centre.

Bras dans les postures de l'aigle et de la tête de vache :

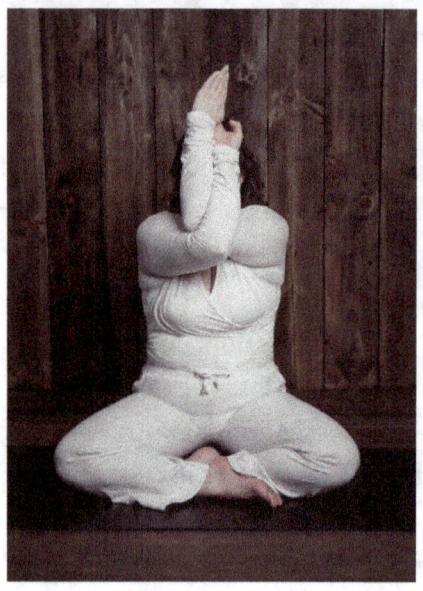

- **Bras dans la posture de l'aigle** : enroulez le bras droit sous le bras gauche, croisez vos mains et maintenez la position pendant quelques respirations. Enroulez le bras gauche sous le droit pour faire l'autre côté.

Modification : dirigez les avant-bras et les paumes des mains l'un vers l'autre, avec les coudes à la hauteur des épaules.

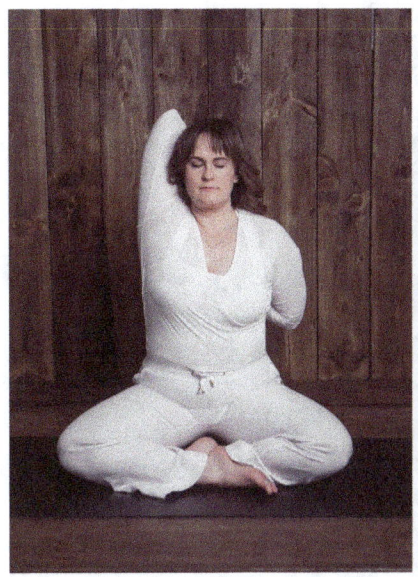 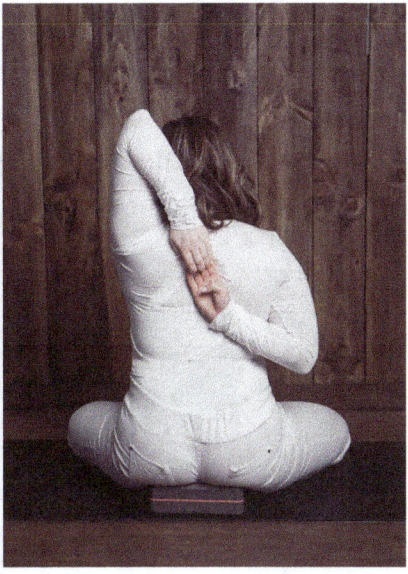

Bras dans la posture de la tête de vache : levez le bras droit au ciel, puis pliez le coude pour placer les doigts entre les omoplates. En pliant votre pouce gauche vers l'intérieur de votre paume, pliez le coude gauche et dirigez votre main pour rejoindre votre main droite entre vos omoplates (ou pour attraper la sangle !). Pour faire l'autre côté, levez le bras gauche, pliez le coude et placez les doigts entre les omoplates. Pliez votre pouce droit vers l'intérieur de votre paume, pliez le coude droit et dirigez votre main pour rejoindre la main gauche entre vos omoplates (ou pour attraper la sangle).

- Si la mobilité est un obstacle, n'hésitez pas à utiliser une sangle de yoga, une serviette ou une ceinture souple comme accessoire.

- Modification : en cas de blessure à l'épaule, vous pourriez adapter la posture en plaçant simplement la paume d'une main derrière la tête et le dos de l'autre main sur le bas du dos.
- Ces postures de bras sont l'occasion de recevoir de l'aide pour les traitements de reiki et pour l'ajustement de votre posture de yoga de la part d'un(e) instructeur(-trice) d'expérience.

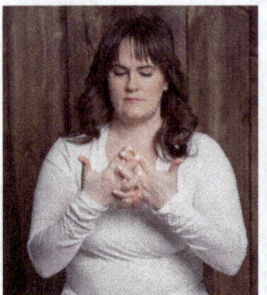
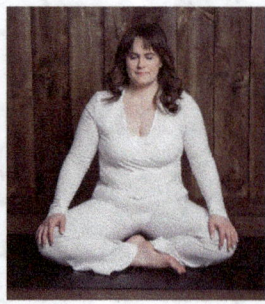
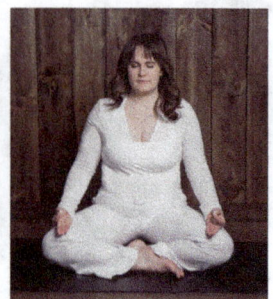

Mouvements des mains et des poignets (étirements) :

- Faites des rotations des poignets dans les deux sens pendant quelques respirations.
- Tendez une main, paume vers le haut et bien ouverte, et avec l'autre main, appuyez sur vos doigts pour tirer la paume vers le bas. Puis tirez légèrement chaque doigt vers l'arrière. Répétez avec l'autre main.
- Entrelacez vos doigts et tracez un 8 avec vos jointures. Faites-le dans l'autre sens.
- Appuyez doucement sur le dessus de la main, en dirigeant la paume vers l'avant-bras et en étirant doucement le dessus du poignet. Répétez avec l'autre main.

Positions des mains pour les traitements du haut du corps :

- Concentrez-vous sur votre tête, votre cou, vos épaules et vos bras.

Mouvements du torse :

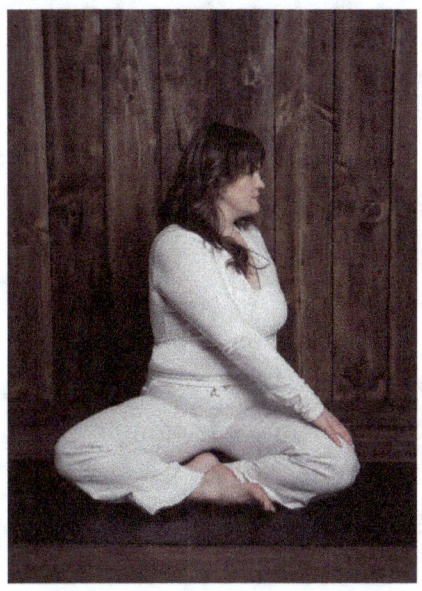

- **Torsions assises** : en position assise (bassin neutre et enraciné au sol), inspirez en allongeant la colonne vertébrale, puis expirez en tournant le torse vers la droite et maintenez cette posture pendant quelques respirations. Une main peut être placée sur l'extérieur de la cuisse opposée et l'autre derrière vous. Faites la même chose du côté gauche.

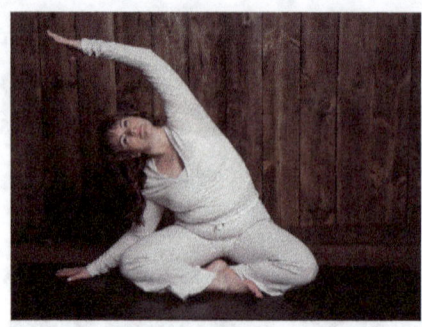

- **Flexions latérales** : en position assise (comme pour la torsion assise), placez la main droite au sol à côté de vous, levez le bras gauche à l'inspiration, expirez vers la droite en faisant une flexion latérale et maintenez la position pendant quelques respirations. Répétez de l'autre côté : placez la main gauche à côté de vous, levez le bras droit à l'inspiration, expirez et tendez le bras vers la gauche pour faire une flexion latérale, et gardez la posture pendant quelques respirations.

Posture de la table (Bharmanasana) : à quatre pattes, placez les mains sous les épaules, avec les doigts écartés et engagés dans le tapis pour soulager la pression sur les poignets. Les genoux sont sous les hanches, le bassin est neutre (sans cambrure ni dos arrondi). Le dos est plat comme le dessus d'une table.

- **Postures du chat et de la vache** : inspirez en laissant tomber le ventre et en arquant doucement le dos selon votre confort, expirez en rentrant le nombril et en arrondissant le dos. Faites ce mouvement pendant quelques respirations.

- **Mouvements de cercle** : c'est une option si vous souhaitez explorer le mouvement de votre cage thoracique. Faites des cercles avec votre torse en amenant votre cœur vers le tapis à l'inspiration, puis tracez un cercle imaginaire en mouvant votre cage thoracique vers un côté, puis en soulevant et en arrondissant votre dos à l'expiration avant de revenir vers le tapis en passant par l'autre côté. Faites des cercles dans les deux sens pour obtenir un équilibre.

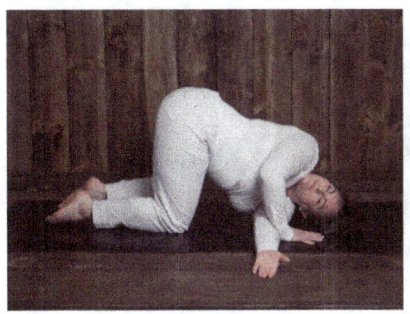 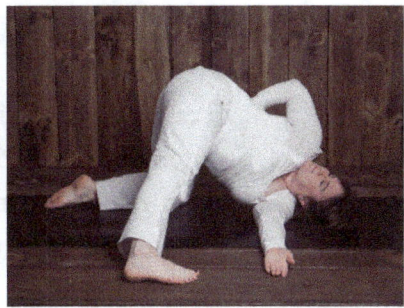

Posture de l'enfant retourné (Parsva Balasana) :

- À quatre pattes (en posture de la table), placez votre main droite sous votre bras gauche, paume vers le haut, et déposez votre épaule sur le tapis. Vous pouvez déposer votre tête sur une couverture ou un bloc pour être plus à l'aise. Répétez de l'autre côté : glissez la main gauche sous le bras droit, paume vers le haut, en plaçant l'épaule gauche sur le tapis et en vous servant d'une couverture ou d'un bloc pour supporter la tête.

- Vous avez aussi l'option d'intégrer la **posture de la charnière (Parighasana)** à celle de l'enfant retourné : à quatre pattes, tendez votre pied droit vers l'extérieur du tapis (vers le côté droit), les orteils tournés vers l'avant et le pied à plat. Passez la main droite sous le bras gauche, paume vers le haut pour créer une torsion. Vous pouvez déposer votre main gauche sur le bas de votre dos. Pour faire l'autre côté, allongez la jambe gauche vers le côté (perpendiculaire à votre torse) et placez la main gauche sous le bras droit, paume vers le haut.

Posture de l'enfant (Balasana) : amenez vos hanches vers vos talons et repliez-vous vers l'avant. Les bras peuvent s'étendent vers l'avant ou être posés de chaque côté de votre corps.

- Cette posture est une occasion pour recevoir de l'aide pour les traitements de reiki de la part d'un(e) instructeur(-trice) d'expérience : les mains peuvent être placées sur le dos ou les hanches, avec la permission de la personne qui reçoit le reiki.

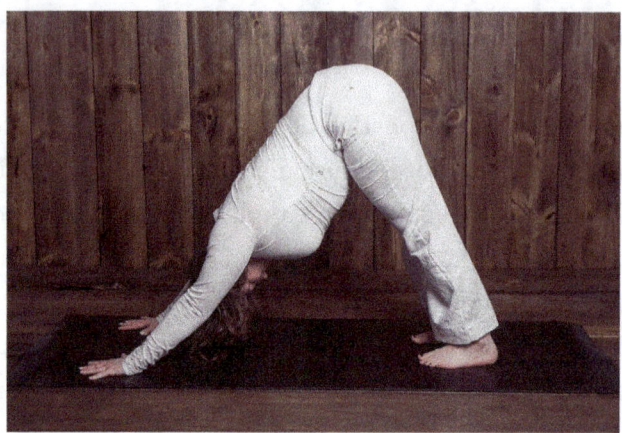

Posture du chien tête en bas (Adho Mukha Svanasana) : placez vos mains à une largeur un peu plus grande que celle de vos épaules, écartez les doigts, poussez dans les mains et les coussinets des doigts pour envoyer vos hanches vers l'arrière et le haut. Vous formez la lettre A.

- Concentrez-vous sur l'allongement de votre colonne vertébrale à partir d'un bassin neutre (le dos n'est ni arrondi ni cambré). Conseil : vous pouvez garder les talons décollés du sol pendant un certain temps et conserver une flexion plus prononcée des genoux (de toute façon, on ne devrait jamais verrouiller les genoux !) jusqu'à ce que l'arrière des cuisses (ischiojambiers) et le bas du dos puissent s'adapter confortablement à l'étirement plus profond associé à l'extension des jambes. Les talons peuvent s'approcher du sol avec la pratique, mais ce n'est pas nécessaire. La posture est bonne, que les talons touchent le sol ou non.

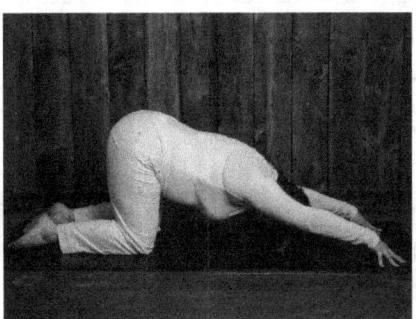

- <u>Modification</u> : vous pouvez aussi choisir de prendre la **posture du chiot allongé (Uttana Shishosana)**, qui est la même posture, mais à genoux, les bras étendus vers l'avant, en une version plus compacte et plus détendue du chien tête en bas.

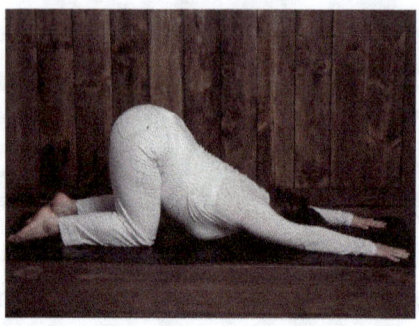

- Si vous préférez approfondir les qualités d'ouverture du cœur, vous pouvez choisir de pratiquer la **posture du cœur aimant (Anahatasana)**. À genoux, les bras tendus vers l'avant, comme dans la posture du chiot, laissez le cœur et la cage thoracique « fondre » vers le sol, en dégageant les épaules. Vous pouvez appuyer vos bras sur des blocs ou un traversin, ou utiliser un bloc pour supporter votre front.

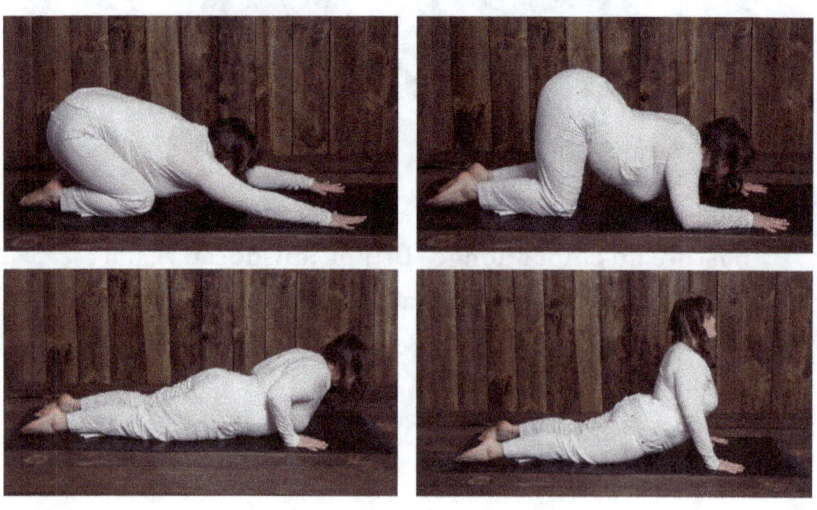

Passage de la posture de l'enfant à la posture du cobra : à partir de la posture de l'enfant, allongez vos bras vers l'avant, à une distance légèrement plus grande que vos épaules, les mains s'agrippent légèrement au tapis et les doigts sont écartés. À l'inspiration, regardez entre vos mains, et en gardant votre cœur près du sol, tirez-vous vers l'avant en déplaçant votre torse pour prendre la posture du petit cobra ou du cobra. À l'expiration, reprenez la posture de l'enfant. Répétez cette séquence pendant quelques respirations (entre quatre et huit respirations).

- Essayez la respiration du bourdonnement de l'abeille (Brahmari) lorsque vous êtes dans la posture de l'enfant. Inspirez par le nez, expirez en fredonnant, bouche fermée, langue sur le palais. Cette respiration d'enracinement aide à stimuler la glande pinéale ; souvent associée au chakra du troisième œil, au développement de l'intuition et à l'expérience de rêves lucides ou même prophétiques, elle est aussi responsable, notamment, de la production de mélatonine, essentielle à la régulation du sommeil.

- Pour les personnes plus avancées dans leur pratique et celles qui ont une grande conscience de leur corps, il est possible de prendre la **posture du lapin (Sasangasana)**, après une brève période de 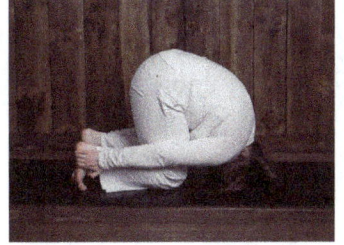 repos dans la pose de l'enfant (environ quatre respirations). Pour prendre cette posture, posez le front sur le tapis, accrochez vos pieds avec vos mains et, en arrondissant le dos, roulez sur le sommet de votre tête, juste au-delà de la ligne de naissance des cheveux. Gardez le cou long (sans le plier !). Maintenez cette position pendant quelques respirations et, à la prochaine expiration, revenez à la posture de l'enfant. Le lapin est une position pliée vers l'avant profonde, qui arrondit le dos et procure un étirement de la ligne ouest du corps, en particulier derrière les omoplates. Dans le yoga des chakras, on dit que la pose du lapin stimule les chakras de la couronne, du troisième œil et du cœur.

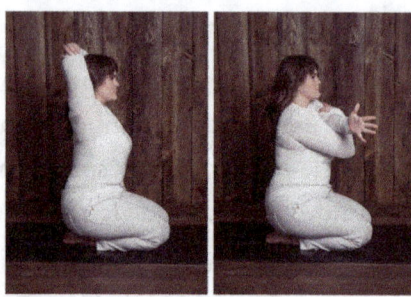

Posture du diamant et étirement des orteils : asseyez-vous sur les talons dans la posture du diamant, ce qui permet d'étirer les cuisses (quadriceps). Vous pouvez vous asseoir sur un bloc ou un traversin pour réduire l'intensité de l'étirement ou pour alléger la pression sur vos chevilles. Vous pouvez également placer un tapis roulé ou une couverture sous vos chevilles pour que ce soit plus confortable.

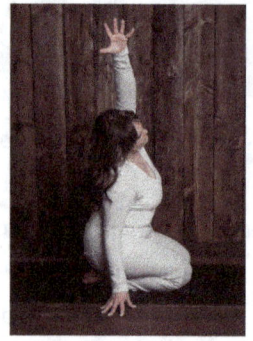

- Pour commencer, votre bassin est neutre et votre colonne vertébrale est allongée. Inspirez en position neutre et expirez dans des étirements latéraux. Vous pouvez faire ces étirements en mouvements et laisser vos bras vous guider au-dessus de votre tête d'un côté à l'autre, tout en plaçant une main sur le sol (ou sur un bloc) du côté de la flexion pour contrôler l'intensité de l'étirement.

Conseil : votre cœur devrait être tourné vers l'avant, et non vers le sol.

- Vérifiez comment vous vous sentez et faites un autotraitement de la poitrine, de l'abdomen et du dos.

- Tournez-vous de chaque côté, une main sur le sol derrière vous (ou sur votre hanche), et une main sur l'extérieur de la cuisse. Prenez quelques respirations de chaque côté.

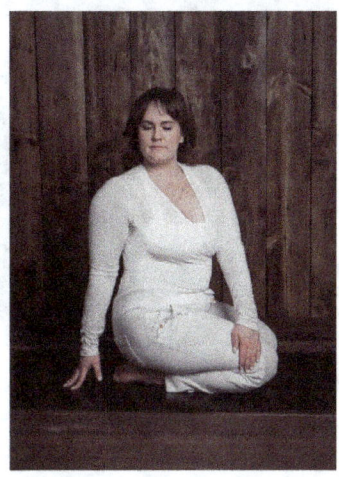

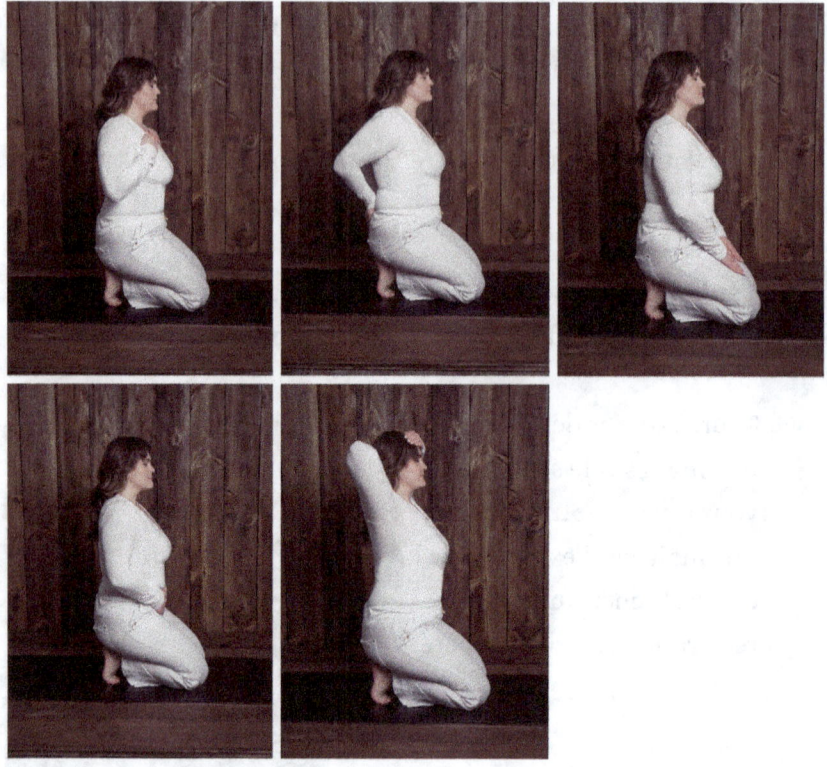

- Soulevez vos hanches de vos talons, recourbez vos orteils pour les étirer et redescendez vos hanches vers vos talons. Vous pouvez vous asseoir sur un bloc si cela vous convient mieux.
- Placez une main sur votre cœur et l'autre sur votre ventre pour vous donner du reiki tout en vous concentrant sur votre respiration (environ quatre à huit respirations).
- Dépliez vos orteils et allongez-vous sur le ventre.

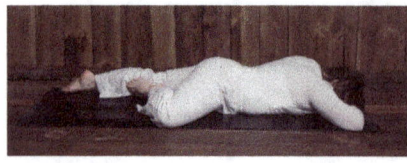 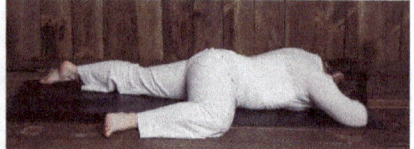

Pose de la demi-grenouille (ou de la grenouille) : allongez-vous sur le ventre, levez votre genou droit à un angle de 90 degrés avec le tibia parallèle à la jambe gauche, et laissez vos orteils pointer vers l'extérieur avec le pied est fléchi. On dirait que vous essayez de grimper. Déposez votre front sur le dos de vos mains. Vous pouvez opter pour une modification de la posture de l'arbre si cela vous convient mieux, en amenant la plante de votre pied à l'intérieur de votre mollet ou de votre cuisse. Maintenez l'ouverture de la hanche pendant quelques respirations, puis faites le côté gauche.

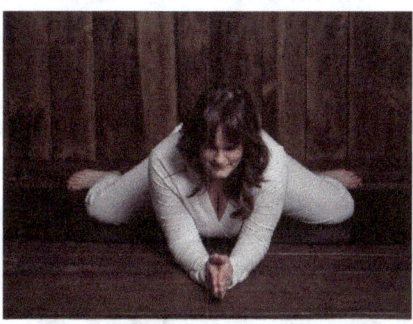

- Option avancée : vous pouvez choisir de pratiquer la pose de la grenouille, qui nécessite un bon alignement et, peut-être, un soutien du torse avec un traversin afin de respecter la mobilité de vos hanches.

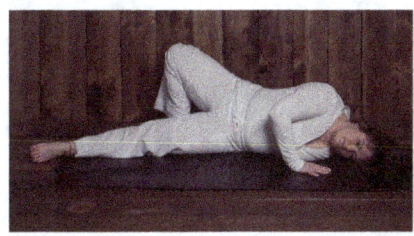 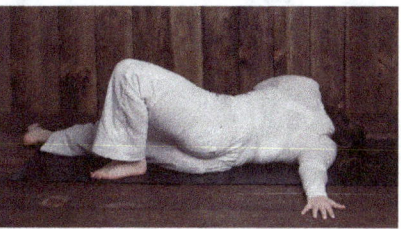

Étirement de l'étoile (ou « broken wing ») : couchez-vous sur le ventre, déployez vos bras en forme de T, paumes vers le bas.

Amenez la main gauche sous l'épaule gauche et pliez le genou gauche. Appuyez dans votre main gauche pour soulever doucement le torse en gardant votre bras droit étendu, paume vers le bas. Évaluez quand l'étirement dans l'épaule droite est à votre goût pour arrêter de pousser dans la main gauche et simplement tenir la pose. Placez votre genou gauche légèrement sur le côté pour soutenir votre torsion, ou placez votre pied gauche derrière votre jambe droite pour assurer la stabilité de la torsion, selon ce qui est le plus approprié pour votre dos et votre torse. Laissez votre tête reposer sur un bloc, un traversin, une couverture ou le sol. Maintenez la posture pendant quelques respirations. Relâchez la posture pour vous allonger à nouveau sur le ventre pendant une ou deux respirations, puis faites l'autre côté. Tournez-vous sur le dos lorsque vous avez fait l'étirement des deux côtés.

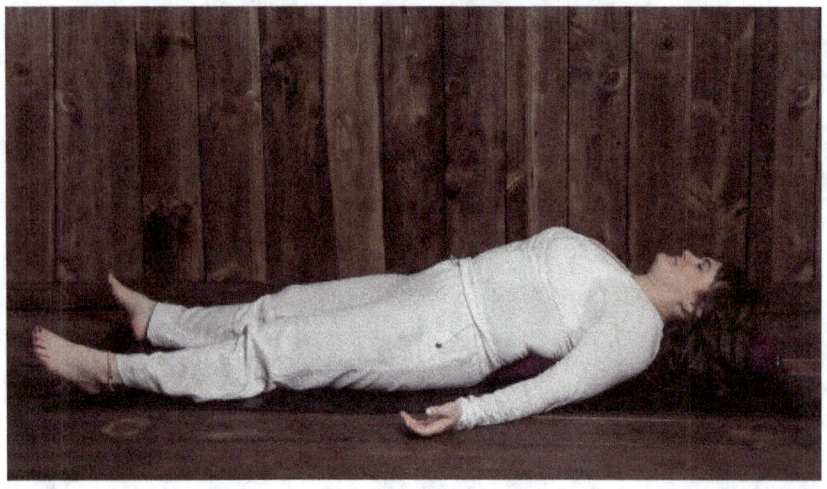

Options pour vous offrir un autotraitement dans la posture du poisson :

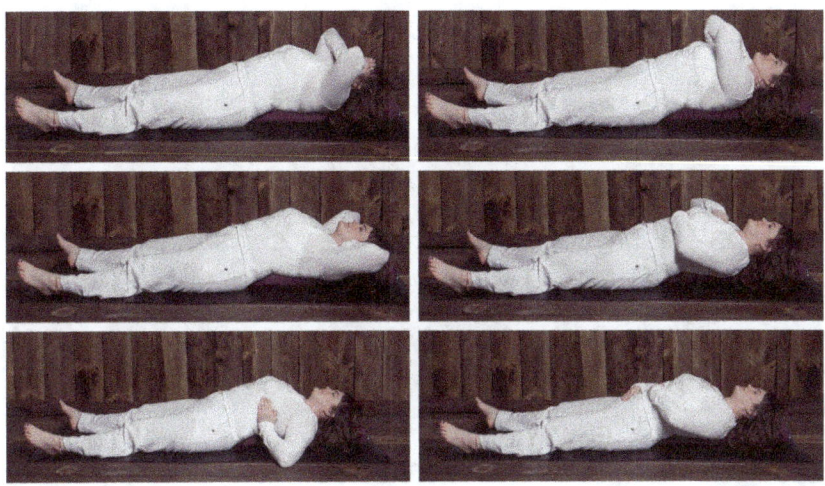

Posture du poisson (Matsyasana) : à l'aide d'un traversin, d'une couverture épaisse ou de deux blocs, allongez-vous dans la posture du poisson. Si vous utilisez un traversin ou une couverture roulée, placez l'accessoire dans le sens de la longueur sur votre tapis, au bas de votre colonne vertébrale, et allongez-vous dessus. Laissez vos bras s'ouvrir de chaque côté de votre corps, vos paumes sont tournées vers le haut, et votre cœur et votre cage thoracique s'ouvrent. Si vous sentez que le traversin est trop haut pour votre corps, ce qui provoquerait une sensibilité ou une douleur au bas du dos, ajustez l'accessoire et amenez votre bassin vers l'avant, loin de la base du traversin. Si vous utilisez des blocs, placez-en un sur le sens de la largeur (surtout si vous avez un torse court) sous votre cœur en laissant de l'espace pour que vos omoplates se placent au-dessus du bloc) pour soutenir votre cage thoracique. Utilisez l'autre bloc pour déposer votre tête et permettre à votre cou de se reposer dans cette posture.

- Vous avez quelques options ici : simplement vous reposer, vous recentrer sur le mouvement de l'énergie reiki qui se déplace dans votre corps, ou vous offrir du reiki en plaçant vos mains de façon intuitive sur votre corps.

Savasana (intégration et méditation finale) : allongez-vous confortablement sur le dos pour vous permettre d'intégrer la pratique et l'autotraitement que vous vous êtes accordé.

OPTION DE MANTRA DE REIKI USUI : Hon Sha Ze Sho Nen

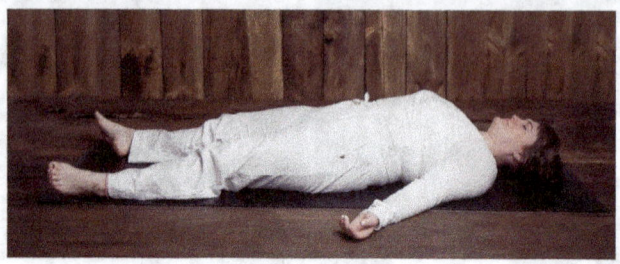

- Vous pouvez répéter un mantra avant, pendant ou en terminant cette pratique de yoga reiki. Hon Sha Ze Sho Nen est un symbole que les praticien(ne)s de reiki utilisent pour faciliter la guérison énergétique à travers le temps et l'espace, que ce soit pour des raisons personnelles ou pour soutenir les autres.
- Il est particulièrement utile lors des séances de reiki à distance. L'utilisation de ce symbole sous forme de mantra active la vibration du symbole (par le biais du chant).
- C'est un excellent mantra lorsque l'on cherche à se défaire d'habitudes débilitantes, à éliminer des « traditions » familiales négatives, à évacuer des blocages

énergétiques accumulés durant une certaine période ou lors d'un événement particulier.

OPTIONS POUR LA MÉDITATION YOGIQUE :

- Le kriya kirtan : voir le tableau des méditations de guérison kundalini.

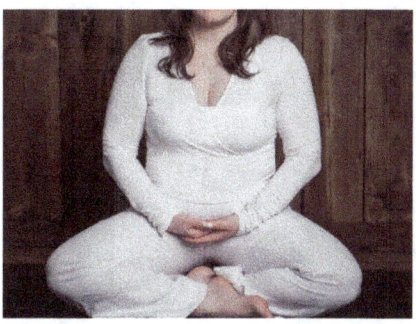

- Méditation pour un esprit neutre : en position assise, récitez le chant d'ouverture « Ong Namo Guru Dev Namo », placez la main droite dans la gauche, les paumes tournées vers le haut avec les pouces qui se touchent. Les yeux fermés, concentrez-vous sur le point du troisième œil, répétez mentalement le mantra « Wahe Guru » (de l'obscurité à la lumière) pendant 11 minutes (utilisez un chronomètre).

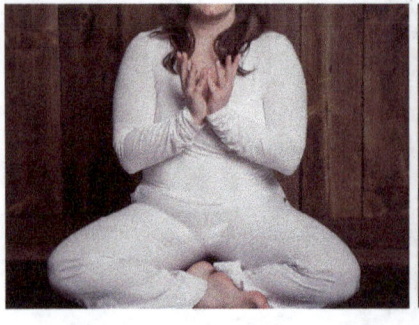 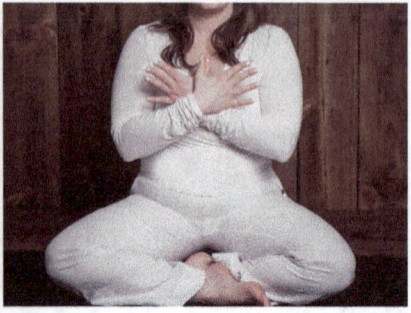

- **Mudra padma** (lotus), **mudra garuda** (aigle)

Les méditations du kriya kirtan et de l'esprit neutre de la tradition du yoga kundalini, et les mudras du lotus et de l'aigle (tous deux suscitent l'ouverture et la liberté) favorisent le type de guérison visée par la séquence que vous venez de faire et fonctionnent de façon similaire pour vos centres énergétiques supérieurs (les chakras de l'esprit, de la gorge et du cœur).

ÉLÉMENTS CLÉS DE LA TROISIÈME PARTIE

UTILISEZ CES SÉQUENCES pour vous aider à démarrer, et n'hésitez pas à vous en inspirer et à vous les approprier au fur et à mesure que votre pratique de yoga reiki évoluera.

La séquence 1 se concentre sur **l'enracinement**. Sur le plan physique, elle travaille les jambes et les hanches. Sur le plan énergétique, elle travaille les chakras de la terre, la racine, du sacrum et du plexus solaire.

La séquence 2 se concentre sur **le ressenti**. Sur le plan physique, elle travaille le dos et le torse. Sur le plan énergétique, elle travaille les chakras du sacrum, du plexus solaire, du cœur et du Grand Cœur (aussi appelé le cœur éthérique).

La séquence 3 se concentre sur **l'ouverture**. Sur le plan physique, elle travaille la tête, le cou, les épaules et les bras. Sur le plan énergétiquement, elle travaille les chakras du cœur (et du Grand Cœur), de la gorge, du troisième œil, de la couronne et de l'âme.

Ces séquences sont des portes d'entrée pour découvrir la richesse et l'abondance que procure le reiki.

Quatrième partie

Le Cheminement

MÉDITATIONS DE GUÉRISON ÉNERGÉTIQUE

DANS LE CERCLE mensuel de femmes et le mentorat de groupe que j'anime depuis mon site Internet BrightStarWoman.com, nous méditons régulièrement ensemble. Ces méditations, toutes traditions confondues, sont parmi nos préférées.

MÉDITATION DU CŒUR ROSE DE LA TERRE MÈRE

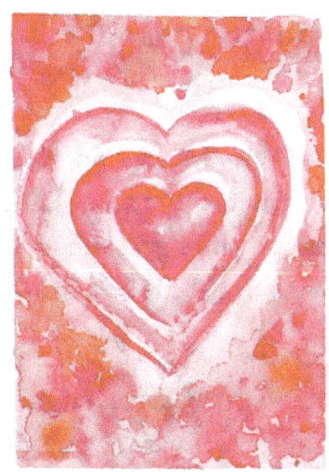

Lorsque j'ai besoin de ressentir l'amour et le soutien maternels inconditionnels, je pratique cette méditation du cœur rose de la Terre Mère.

Allongez-vous confortablement sur le sol, le corps complètement détendu ou avec une main sur votre cœur et une autre sur la terre. Observez votre respiration, permettez-vous de ralentir votre rythme et de respirer profondément, tout en équilibrant vos inspirations et expirations. Connectez-vous aux battements de votre cœur par la visualisation et le ressenti ou en vous concentrant sur la main que vous avez placée sur votre cœur.

Visualisez des racines qui s'enfoncent dans la Terre jusqu'à son noyau de lave rose et demandez respectueusement à plonger vos racines énergétiques dans le cœur de la Mère. Respirez la couleur rose de Son amour inconditionnel, sa tendresse et son soutien à travers vos racines pour les ressentir dans votre corps. Puis ressentez et visualisez Sa lumière qui vous remplit et vous entoure.

En sentant les battements réguliers de votre cœur, attendez de percevoir, sentir, ressentir, ou visualiser les battements de cœur de la Terre Mère qui se synchronisent avec les vôtres. Sentez que vous ne faites qu'Un. Remerciez-la pour sa médecine, envoyez-lui de l'amour et détachez lentement vos racines pour les faire revenir à votre corps, sachant que la Terre Mère est toujours là quand vous avez besoin d'Elle.

BRIGHT STAR WOMAN – MÉDITATION DU CŒUR DE L'ÉTOILE BRILLANTE

Lorsque j'ai besoin de me sentir forte et de voir clair, ou simplement lorsque j'ai besoin de me rappeler l'être de lumière et la puissante guérisseure que je suis, je pratique la Méditation du cœur de l'étoile brillante.

Installez-vous confortablement, les yeux fermés, et respirez en pleine conscience, en ralentissant et en respirant profondément. Comptez jusqu'à quatre à l'inspiration et jusqu'à quatre à l'expiration, ou allongez les respirations pour compter jusqu'à huit ou plus, en permettant à l'expiration d'être aussi longue (ou plus longue) que l'inspiration. Cela détend le système nerveux.

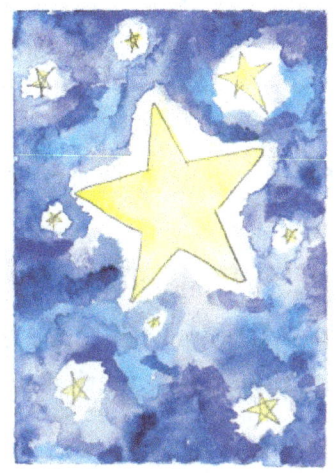

Lorsque vous vous sentez présent et détendu, voyez l'espace de votre cœur rempli d'une lumière blanche qui brille et qui chatoie — elle peut même scintiller! À chaque inspiration, la lumière s'intensifie et à chaque expiration, elle se répand dans le reste de votre corps physique et énergétique. La lumière brille de l'intérieur comme une étoile, jusqu'à ce que vous soyez complètement rempli de lumière et qu'il n'y ait de place que pour le bien-être et la paix. Pratiquez ceci pendant plusieurs minutes, avec ou sans minuteur. Lorsque vous avez terminé, ramenez votre conscience vers votre corps en effectuant des mouvements doux pour clore la méditation. Vous pouvez terminer la méditation en chantant « Om shanti shanti shanti om ».

MÉDITATIONS DE YOGA KUNDALINI POUR LA GUÉRISON

LE KRIYA KIRTAN — 11 MINUTES

Ouverture : Ong Namo Guru Dev Namo

Durée : 11 minutes (ou 31 minutes pour les personnes qui ont une pratique de méditation avancée)

Mantra : Sa Ta Na Ma

Posture : assise (les jambes croisées ou sur une chaise, les pieds au sol)

Mudra : gyan, shuni, prithvi, buddhi

Respiration : normale pendant le mantra (il peut être chanté, parlé, chuchoté ou fait en silence)

Bienfaits : Cette méditation équilibre tous les plans de conscience et favorise des habitudes et des comportements sains, elle guérit les traumatismes (en particulier chez les femmes) et offre du soutien dans la guérison des dépendances.

Méditation : En visualisant un rayon infini de lumière blanche entrant par votre couronne et sortant par votre front, chantez Sa Ta Na Ma, tout en produisant les quatre mudras avec chaque syllabe. Sa est la mudra gyan (index et pouce), Ta est la mudra shuni (majeur et pouce), Na est la mudra prithvi (annulaire et pouce) et Ma est la mudra buddhi (auriculaire et pouce). Dans la version de 11 minutes de cette méditation, vous chanterez pendant les 2 premières minutes, chuchoterez pendant les 2 minutes suivantes, répéterez silencieusement dans votre esprit pendant 3 minutes, puis reprendrez le chuchotement pendant 2 minutes et terminerez en chantant pendant les 2 dernières minutes.

Conseil : Utilisez un chronomètre avec des alarmes pour vous avertir au début, puis à 2, 4, 7, 9 et 11 minutes afin de vous signaler clairement quand vous devez chanter, chuchoter et répéter silencieusement le mantra, et quand vous devez reprendre le chuchotement et le chant.

Fermeture : Prenez une minute de méditation silencieuse et de respiration consciente, puis étirez les bras au-dessus de votre tête, écartez les doigts, et détendez-vous.

MÉDITATION POUR TRANSMETTRE L'ÉNERGIE DE GUÉRISON

OPEN : Ong Namo Guru Dev Namo

Time : 1 à 5 minutes ou plus

Mantra : silence

Posture : assise (les jambes croisées ou sur une chaise avec les pieds au sol)

Mudra : anjali (les mains en prière)

Respiration : consciente, par le nez

Bienfaits : Soutenir le cheminement de guérison d'une autre personne et cultiver des ondes positives.

Méditation : Serrez vos mains l'une contre l'autre avec force tandis que vous visualisez une lumière blanche se formant entre vos mains à chaque respiration. Entretenez des pensées de guérison et d'amour dans votre esprit et dans votre cœur, avec l'intention d'envoyer ces énergies de guérison à une personne, une organisation ou une cause en particulier. Maintenez cette position pendant 1 à 5 minutes.

Lorsque vous le souhaitez, utilisez votre respiration pour envoyer intentionnellement l'énergie de guérison que vous avez rassemblée pour votre destinataire ; envoyez la lumière aux expirations. Certaines personnes visualisent qu'un éclair d'énergie est projeté lors de l'expiration. Il s'agit d'un massage énergétique ; vous pouvez choisir de visualiser comment la personne le reçoit (avec douceur, ou avec puissance). Certaines personnes préfèrent garder les mains jointes, tandis que d'autres les gardent jointes et les pointent vers l'extérieur (pour diriger l'énergie de la mudra anjali vers le récipiendaire), ou ouvrent les paumes vers l'extérieur comme s'ils lançaient un ballon de plage mais d'énergie (toutefois, les doigts restent collés ensembles pour assurer le flot du reiki) en visualisant leur destinataire recevant la lumière de guérison. Vous pouvez faire cela pendant 1 à 10 minutes.

Fermeture : Prenez quelques respirations profondes, puis détendez-vous en relâchant la mudra et la posture.

MÉDITATION DE GUÉRISON — 11 MINUTES

OUVERTURE : Ong Namo Guru Dev Namo

Durée : 11 minutes (ou 31 minutes pour les personnes qui ont une pratique de méditation avancée)

Mantra : Ra Ma Da Sa, Sa Say So Hung

Posture : assise (les jambes croisées ou sur une chaise avec les pieds au sol)

Mudra : coudes rentrés, mains pointées vers l'extérieur, paumes vers le haut.

Respiration : normale pendant le chant.

Bienfaits : C'est une méditation de guérison puissante et complète.

Méditation : Les coudes rentrés (embrassant vos côtes), tournez vos paumes vers le haut, les doigts sont joints comme si vous teniez des plateaux. Visualisez une lumière vert émeraude qui se répand en vous et autour de vous comme une fontaine de jeunesse et de guérison. Chantez Ra Ma Da Sa, Sa Say So Hung, et contractez le nombril vers la colonne vertébrale sur les syllabes « Sa » et « Hung » à la fin de chaque phrase.

Fermeture : Inspirez profondément et retenez votre souffle en offrant une pensée de guérison. Visualisez la personne que vous souhaitez soutenir comme étant totalement saine et rayonnante ; voyez votre destinataire comme étant résilient et guéri, alors qu'il est complètement entouré d'une lumière blanche guérisseuse. Expirez, répétez une fois et expirez. Respirez profondément.

Pour explorer les méditations de guérison du kundalini, lisez Meditation As Medicine de Dharma Singh Khalsa et Cameron Stauth, ou consultez 3ho.org.

PRATIQUES COMPLÉMENTAIRES
TRAVAILLER AVEC L'ÉNERGIE

LE REIKI EST une pratique basée sur l'énergie ; il s'agit de puiser dans l'énergie vitale accessible à tous, et d'affiner notre capacité à la canaliser pour nous-mêmes et pour la partager avec d'autres (famille, amis, personnes proches ou éloignées, ainsi que client(e)s et élèves). Apprendre à percevoir, bâtir, diriger et déployer l'énergie de manière consciente et constructive est essentiel pour améliorer la pratique personnelle et professionnelle du reiki et, par extension, du yoga reiki.

Le *pranayama* du yoga, ou travail et exercice de respiration, est une méthode efficace et accessible pour puiser dans l'énergie, qu'il s'agisse de la nôtre ou de l'énergie vitale et universelle, aussi appelée « prana ». Je pense que le pranayama est une partie intrinsèque, presque naturelle, d'une pratique établie de yoga reiki.

L'approche interdisciplinaire peut être considérée comme la genèse du yoga reiki. Vous pouvez approfondir votre conscience du flux d'énergie affiner la canalisation énergétique ainsi que votre propre « approche » de la perception de l'énergie en pratiquant d'autres disciplines basées sur l'énergie. Cela soutiendra votre pratique de yoga reiki. Des disciplines telles que les différents types de reiki, les pratiques et les rites chamaniques et de guérison, ainsi que les traditions orientales comme le tai-chi et le qi gong, contribueront aussi à approfondir votre compréhension de l'énergie et l'expérience que vous en faites.

Cela dit, je vous mets en garde contre le risque de disperser votre attention dans trop de directions par curiosité (ou même par insécurité, à cause du syndrome de l'imposteur). Lorsque l'on se plonge dans plusieurs nouvelles disciplines, on court le risque de « connaître » les choses en surface plutôt que de maîtriser de façon approfondie les enseignements d'une discipline. On risque ainsi de ne pas profiter des bienfaits d'une pratique incarnée.

GUÉRIR LE FÉMININ SACRÉ

En tant que gardienne de la Matrice utérine (*Womb Keeper*), je ne saurais trop recommander le pouvoir transformateur à la fois doux et puissant du 13e Rite du Munay-Ki, le Rite de la Matrice utérine.

Le Rite de la Matrice utérine a été canalisé par Marcela Lobos et largement diffusé pour aider les femmes à guérir leur utérus, physiquement, émotionnellement et énergétiquement. Il s'agit d'une pratique, d'un rite d'émancipation féminine destiné à libérer les peurs, les douleurs et les traumatismes (de toute nature, et non exclusivement de nature sexuelle) que les femmes peuvent retenir dans leur matrice créative et porteuse de vie. Si nous parlions des chakras, nous appellerions cela l'espace et l'énergie du chakra sacré.

« Munay » en quechua signifie « amour et volonté ». Le mot japonais « ki » signifie « énergie ». Ces mots se combinent pour signifier « énergie de l'amour ». Les rites d'initiation du Munay-Ki sont des rites d'énergie d'amour. Il existe 12 rites antérieurs, généralement acquis lors d'un apprentissage ou d'études approfondies, mais ils ne sont pas des conditions préalables à ce 13e rite. D'ailleurs, toutes les gardiennes de la Matrice utérine (les bénéficiaires du rite, comme moi et des milliers d'autres femmes) sont encouragées à partager la cérémonie et l'énergie de guérison avec une sœur qui est prête à guérir son énergie féminine divine. Elle pourra alors recréer l'harmonie du masculin et du féminin dans sa vie, tout en embrassant la liberté, la joie, la compassion et la paix.

Ce rite nous arrive à un moment de confusion où la guérison est grandement nécessaire. Nous sommes tous des êtres à double énergie ; dans tous les hommes, il y a de l'énergie féminine, et dans toutes les femmes se trouve de l'énergie masculine. Dans notre culture occidentale moderne, il y a beaucoup de déséquilibre entre ces énergies. On assiste à des flambées de violence contre les femmes, à une augmentation de la pollution dans l'eau et à une hausse des statistiques sur les maladies mentales, pour ne citer que quelques-unes des tendances inquiétantes.

C'est souvent un défi de trouver sa place, de trouver la paix à l'intérieur de soi. Surtout quand notre attention est aussi dispersée. Beaucoup d'hommes ont du mal à trouver leur identité alors que les rôles sexospécifiques s'effondrent. Nombreux sont ceux à qui l'on enseigne des comportements malsains en matière de relations et de gestion des émotions (ou qui ont appris à supprimer ces émotions purement et simplement) et qui sont confrontés à une masculinité toxique ancrée dans les pratiques culturelles de la société. La télésérie *Man Enough*, de l'acteur et producteur Justin Baldoni, aborde magnifiquement ce sujet. Dans la plupart des pays du monde, les femmes sont quotidiennement préoccupées par leur sécurité. En outre, elles croient souvent, consciemment ou inconsciemment, qu'elles doivent ressembler davantage aux hommes pour réussir, être à la hauteur, être « assez »...

Essentiellement, le 13ᵉ rite du Munay-Ki, le rite de la Matrice utérine, est un rite destiné à donner aux femmes le pouvoir de se réaliser et celui de guérir la composante féminine de l'énergie de la femme.

Les femmes ménopausées bénéficient de ce rite, car il les aide à passer de la version plus jeune d'elles-mêmes (archétype de la jeune fille) et de leurs « années fertiles » (archétype de la Mère) à leurs années de sagesse, en transformant leur corps et les forces et émotions qui les accompagnent (archétype de la femme sage). Dans le monde occidental, nous avons tendance à ne considérer que la jeunesse et la capacité de reproduction des femmes comme féminines (mais malheureusement pas leur corps post-partum), voire comme le seul état souhaitable, ce qui est tout à fait aberrant !

Il est vrai que la société peut avoir une influence puissante sur la psyché des femmes qui vieillissent, et c'est pourquoi la mode, la beauté et les chirurgies esthétiques sont des industries de plusieurs milliards de dollars. Lorsqu'une femme peut affronter avec confiance et courage son processus de vieillissement, elle est récompensée par une immense sagesse, une liberté et un pouvoir de guérison dont elle peut profiter, ce qui peut inspirer les générations plus jeunes.

Le processus de réconciliation avec leur féminité, leurs émotions et leur corps peut être particulièrement marquant pour les femmes qui ont connu des cancers et des traumatismes des organes reproducteurs, ou qui ont subi une hystérectomie ou une ablation partielle des organes reproducteurs. Cela leur permet de naviguer à travers ces énergies complexes pour trouver la paix et l'acceptation. C'est un cheminement de guérison.

Bien qu'elle soit conçue pour les femmes (qui sont nées en tant que femmes ou qui s'identifient comme telles), les porteurs d'eau, c'est-à-dire les hommes (qui sont nés en tant qu'hommes ou qui s'identifient comme tels) qui souhaitent soutenir activement les femmes dans leur vie, peuvent le faire simplement en protégeant l'espace sacré pendant cette cérémonie. À ce titre, les hommes sont reconnus comme des « gardiens du feu » et des protecteurs.

Mon mari était présent lorsque j'ai reçu mon rite d'une amie de confiance et j'étais profondément reconnaissante de son soutien. J'ai depuis organisé cette cérémonie pour des groupes de femmes et aussi de façon individuelle. Je vous encourage à explorer les possibilités et à faire ce qui vous semble le mieux.

Cela dit, certains hommes (et des personnes non-binaires et transgenres) se sentiront appelés à nettoyer leur chakra sacré, qu'ils aient un utérus physique ou non, et adapteront ce rite à en fonction de raisons et de leurs besoins personnels. Si vous ne correspondez pas à la définition traditionnelle de « femme » ou si vous n'avez pas d'utérus, mais que vous sentez que ce rite vous interpelle, faites confiance à cette intuition et poursuivez cette réflexion, explorez les pratiques de guérison énergétique possibles qui concernent le chakra sacré, et suivez votre guidance.

Visitez mon site, BrightStarWoman.com, et le site de Marcela Lobos, TheRiteOfTheWomb.com, pour obtenir plus

d'informations sur le rite, et pour savoir comment le recevoir et le partager.

Le rite de la Matrice utérine vous aide à retrouver votre propre pouvoir de guérison, avec tout ce que cela implique, peu importe ce que cela signifie pour vous : affirmation de soi, établissement de limites saines, acceptation, réceptivité, amour, compassion envers soi, ou le simple fait d'être.

DÉVELOPPER SON INTUITION

Au-delà de quelques lignes directrices, le yoga reiki est un processus intuitif où la confiance dans les messages de votre corps, votre instinct et votre propre « style » d'intuition et de perceptions extrasensorielles est le modus operandi, la pratique elle-même.

La méditation, quelle que soit la tradition ou l'école de pensée, est une pierre angulaire de la santé mentale, de la conscience de soi, de la croissance personnelle et de la connexion spirituelle.

La technique de libération émotionnelle (EFT), qui consiste à « tapoter » des points de pression en exprimant des émotions difficiles dans le but de faire face à ces émotions et de se libérer des structures négatives dans nos vies, offre un outil puissant pour se comprendre et distinguer nos réactions de notre véritable moi.

Le yoga des chakras est une pratique dans laquelle les postures de yoga, la respiration et les méditations sont destinées à stimuler et à équilibrer les centres énergétiques du corps, ce qui favorise la prise de conscience et la compréhension du prana (énergie vitale).

La tenue d'un journal, qui se fait selon de nombreuses approches, peut favoriser la conscience de soi et la santé émotionnelle. Toutes ces méthodes favorisent la prise de conscience et sont des catalyseurs efficaces de l'intuition.

PRENDRE SOIN DE SON CORPS

Bien que le yoga reiki soit avant tout thérapeutique et doux, prendre soin de son corps de manière parallèle est important pour un mieux-être holistique. Il est trop facile de se contenter de l'image de la personne qui n'est pas en forme physiquement. L'exercice, même les activités à faible impact comme la marche et les étirements, contribue à la santé cardiovasculaire, lymphatique et tissulaire. Tous ces éléments sont importants pour que les systèmes essentiels fonctionnent de manière optimale, notamment notre santé immunitaire et la réparation des dommages en cas de blessure. Notre corps est votre véhicule et il transporte notre expérience humaine. Nous pouvons être des personnes spirituelles, mais si nous n'accordons pas de valeur au corps qui nous est donné, nous ne pouvons pas faire l'expérience de la santé holistique, qui est à la fois physique, mentale, émotionnelle et spirituelle.

Lorsque j'étais aux prises avec l'hypothyroïdie, j'ai compris que si je n'investissais pas plus d'énergie et d'attention à soutenir mon corps, celui-ci ne me soutiendrait pas davantage dans mon cheminement spirituel. Lorsque j'ai compris cela, j'ai commencé à incarner cette compréhension en faisant des choix bénéfiques pour ma santé mentale, certes, mais aussi pour ma santé physique. J'ai commencé à aller au lit plus tôt, à manger plus de produits frais, à aller en nature, à marcher davantage et à faire de la méditation au quotidien.

MOUVEMENT

Il est important de noter qu'il existe des moyens « actifs » de prendre soin de soi physiquement, comme l'exercice (quelle que soit l'approche qui vous allume, qu'elle soit énergique ou douce, tant qu'elle vous fait bouger et vous rend heureux), ainsi que des approches physiques thérapeutiques comme le Yoga Tune-Up^{MC} et l'automassage, ainsi que le yoga yin et le yoga restaurateur. Ces derniers exemples contribuent à la santé des tissus et des articulations, et comportent tous deux une composante émotionnelle, car les émotions non exprimées sont enregistrées dans le corps. Le yoga yin, en particulier dans une optique axée sur les méridiens (issue de sa genèse dans la médecine traditionnelle chinoise [MTC]), aborde les postures de yoga du point de vue de la santé des organes et de la libération émotionnelle qui en découle. L'automassage est connu pour libérer les émotions qui peuvent être à l'origine de tensions et d'adhérences musculaires et tissulaires.

Une autre façon de prendre soin de notre corps consiste à recevoir des soins et des traitements thérapeutiques comme la massothérapie, la réflexologie, l'acupuncture, la physiothérapie et la chiropractie, pour n'en citer que quelques-uns.

NUTRITION

Naturellement, la nutrition est un aspect essentiel des soins corporels, car elle alimente nos fonctions physiques et énergétiques. Les aliments contiennent des nutriments tangibles, mais aussi des énergies. Il s'agit peut-être d'un exemple trop simplifié, mais nous sommes tous d'accord pour dire qu'une pomme fraîche ne nous donne pas la même sensation qu'une pomme cuite, et que notre corps ne la reçoit pas de la même manière non plus ! Même sans connaissances en nutrition, nous savons qu'un bol de gruau ne se digère pas de la même manière qu'une poignée de noix et une assiette de fruits frais.

La plupart des entraîneurs personnels vous diront que « le conditionnement physique se crée dans la cuisine ». Je sais que c'est vrai jusqu'à un certain point. Je connais des personnes en excellente santé qui « ne s'entraînent jamais », mais qui mangent sainement, passent du temps à l'extérieur ou pratiquent simplement un yoga doux. Et il y a certainement des gens qui font de la musculation et ont des abdominaux en tablette de chocolat (« six-pack abs »), mais qui ont des habitudes de vie néfastes.

Je sais aussi que la façon dont vous choisissez vos aliments, la façon dont vous les préparez, l'intention que vous choisissez lors de la préparation des repas et la façon dont vous vous sentez par rapport à votre nourriture ont un impact équivalent sinon supérieur sur les effets physiques qu'ils produisent dans votre corps et sur votre humeur (ses effets énergétiques).

Les praticien(ne)s de reiki y verront une occasion d'infuser les aliments avec l'énergie vitale du reiki pour augmenter la valeur nutritionnelle et les bienfaits énergétiques de leur nourriture sur le corps mental, émotionnel et spirituel. En outre, les personnes qui pratiquent le reiki savent que lorsque l'énergie reiki circule dans le corps, elle aide également à absorber les meilleurs nutriments disponibles, de sorte que le reiki et la nutrition travaillent en collaboration.

En résumé, prendre soin de votre corps vous aidera non seulement à pratiquer le yoga reiki, mais aussi à créer un bien-être holistique, à vivre intentionnellement, à donner plus de sens à votre vie, et à en ressentir davantage de satisfaction et à vous réaliser de diverses façons.

UN ENVIRONNEMENT QUI SOUTIENT VOTRE PRATIQUE

BIEN QUE JE ne sois pas une experte de la décoration intérieure, du minimalisme, du rangement ou du feng shui, j'ai moi-même expérimenté comment un milieu de vie change une fois qu'il est énergétiquement nettoyé, soit par la fumée sacrée (*smudging*) ou par d'autres pratiques chamaniques. Je sais aussi que les mouvements récents (qui sont en fait un concept ancien que nos ancêtres connaissaient bien) de « désencombrement et de simplification » et de minimalisme ont du succès pour une raison : ils changent notre vie entière en changeant l'énergie de notre maison ! J'ai vu et j'ai vécu la transformation qui se produit lorsqu'une maison est désencombrée et devient un véritable reflet de qui nous sommes et de la façon dont nous souhaitons vivre.

Des études ont montré que le désordre exacerbe les sentiments de dépression et d'anxiété. Certains experts en mieux-être holistique établissent même un lien entre l'excès de poids et les tendances à l'accumulation des biens (bien que cette image soit incomplète, elle invite tout de même à la réflexion). Un espace encombré est souvent associé à un esprit encombré.

Cependant, la définition du désordre et de l'encombrement est personnelle à chacun, et chaque étape de notre vie requiert des conditions de vie différentes. Par exemple, une jeune famille aura des besoins très différents de ceux d'un(e) professionnel (le) célibataire ou d'un couple de retraités. Marie Kondo, que j'admire profondément, parle du concept de posséder suffisamment (*enoughness*), c'est-à-dire le moment où nous estimons avoir le bon nombre de choses pour une catégorie donnée de possessions. Pour certains, avoir cinq livres et une cuisine bien remplie avec tous les équipements et les accessoires possibles les satisfait, alors qu'une autre personne peut vouloir sa collection de livres, mais préférer une cuisine minimaliste.

C'est une question de valeurs et de priorités ; votre environnement est le reflet de qui vous êtes et de la manière dont vous organisez votre vie. Si nous abordons notre environnement de manière inconsciente, nous nous retrouvons souvent submergés par une montagne d'objets accumulés, et nous nous sentons parfois perdus en raison de l'attachement que nous ressentons envers certains de ces objets. Nous nous sentons peut-être même aspirés dans toutes les directions sur le plan émotionnel, car d'anciennes versions de nous-mêmes réclament notre attention.

En guise d'exercice de pleine conscience, demandez-vous comment votre milieu de vie vous aide à être la personne que vous êtes intérieurement et à faire ce qui vous apporte de la joie et de l'harmonie dans votre vie. Qu'est-ce que vous aimez, qu'est-ce qui vous fait vibrer ? Imaginez que vous franchissiez votre porte d'entrée à la fin de la journée. Que voulez-vous ressentir, voir, sentir, entendre, goûter ? Comment passez-vous le temps ? Votre maison reflète-t-elle ces préférences ? Si la réponse est non, comment pouvez-vous y parvenir ?

Vivre un style de vie de yoga reiki consiste à devenir conscient de soi et à comprendre l'énergie, ce qui devient naturel avec la pratique. Les personnes pratiquant le reiki, le yoga et le yoga reiki apprécient les espaces sacrés, et cela commence souvent à la maison. Inévitablement, avec une pratique soutenue, vous affinerez votre perception de l'énergie, qu'elle soit personnelle, spatiale ou autre. J'aime l'idée de « remanier » ma maison et ma vie, non pas pour les autres, mais pour me permettre de vivre en accord avec mes valeurs et mes priorités. L'énergie de votre maison va probablement changer, que cela se produise grâce à votre pratique, à votre croissance personnelle ou à un effort conscient. De plus, les activités à vibrations élevées telles que le yoga, la méditation, la prière et le nettoyage de l'énergie d'un espace (par la fumée sacrée traditionnelle à la sauge ou par des bains sonores) font monter l'énergie d'un environnement immédiatement et au fil du temps. Quoi qu'il en soit, rappelez-vous que tout est un processus.

Essentiellement, l'énergie circule en douceur dans un environnement ordonné et rangé. L'énergie est également plus légère dans une maison heureuse, et nous ne ressentons pas le besoin de nous attacher à des objets qui n'ont plus leur raison d'être pour nous, qui sont devenus inutiles, qui ne nous attirent plus ou qui sont cassés. Lorsque nous permettons à ces objets de rester dans notre maison, dans notre havre de paix, nous permettons à la vibration qu'ils déclenchent en nous de se répéter chaque fois que nous interagissons avec eux. Ces petits tiraillements vibratoires s'additionnent et nous épuisent, ce qui nous laisse moins d'énergie pour entretenir les relations et les loisirs que nous aimons.

NETTOYAGE ÉNERGÉTIQUE ET ESPACE SACRÉ

Du point de vue d'une personne travaillant avec l'énergie, nettoyer l'énergie de votre environnement vous aidera tant sur le plan physique que sur le plan émotionnel et vous permettra de conserver un niveau élevé d'énergie. Je suggère d'adopter une pratique de nettoyage énergétique de l'espace parallèlement au processus physique de désencombrement et d'optimisation (aussi appelé *smart sizing* en anglais). Il est tout aussi important de nettoyer l'énergie de votre maison et de votre espace de travail que de le faire pour votre personne. Souvent, lorsque nous parlons de nettoyer notre propre énergie, nous disons que nous « purifions l'énergie ». C'est comme prendre une douche (nettoyer notre propre énergie) et faire le ménage de notre maison (nettoyer l'espace de notre environnement de vie).

Il a été démontré que brûler de la sauge en guise de fumée sacrée est bénéfique pour la santé, mais il existe également d'autres plantes médicinales (au sens traditionnel indigène), comme le cèdre, le tabac sacré, le foin d'odeur, et le palo santo en Amérique du Sud. Lorsque vous utilisez des plantes médicinales, informez-vous pour savoir comment vous en servir de manière adéquate et pour respecter la façon dont les plantes ont été récoltées.

Comme nous l'avons mentionné précédemment, vous pouvez aussi nettoyer l'espace avec des sons : vous pouvez frapper des mains, secouer un hochet, taper sur un tambour, faire sonner des cloches ou faire chanter des bols. Chanter avec une intention consciente peut également permettre de libérer et d'harmoniser l'énergie d'un espace.

Des méthodes plus simples pour nettoyer l'espace, mais qui requièrent de l'attention et des rituels pour être efficaces dans ce contexte, consistent à ouvrir les fenêtres pour permettre à l'air de circuler (et au chi de se déplacer différemment), à balayer l'espace et l'ancienne énergie qui ne sert plus pour les faire sortir et, de manière générale, à nettoyer votre environnement avec des solutions non toxiques et respectueuses de la Terre, et à faire entrer la nature à l'intérieur pour modifier l'énergie de votre maison.

Ces pratiques de nettoyage de l'espace et de l'énergie sont également des rituels utiles pour créer des espaces sacrés pour vos pratiques de yoga reiki et de méditation, mais aussi pour créer un havre sacré à la maison.

Je vous recommande de lire et d'appliquer les enseignements des livres de Marie Kondo, *Le pouvoir étonnant du rangement : Désencombrer sa maison pour alléger sa vie* et *Ranger inspire la joie : la méthode Konmari pas-à-pas*, ou de *Sacred Space : Clearing and Enhancing the Energy of Your Home*, de Denise Linn. Ces livres sont des cadeaux dans un monde où le bruit et le chaos sont la norme, et pour les personnes qui ont profondément envie de paix et de joie.

L'ÉTHIQUE DU PARTAGE ET DE L'ENSEIGNEMENT DU YOGA REIKI

EN RÉDIGEANT CE GUIDE, j'affirme que le reiki, et par extension le yoga reiki, est notre droit de naissance. La connaissance est vraiment le pouvoir, et le pouvoir et la connaissance sont en chacun de nous. Tout le monde est un être intuitif, sous une forme ou une autre, et cela peut absolument se cultiver. Chacun mérite le mieux-être et est capable de le créer de l'intérieur par le biais de pratiques conscientes et de choix intentionnels.

Je crois que nous devrions tous avoir le droit d'être informés de ces possibilités et d'avoir accès aux différentes approches et aux outils qui nous permettent de guérir et de vivre une vie holistique de mieux-être, de sens et de but.

Je me dois toutefois de formuler quelques remarques sur l'éthique du partage et de l'enseignement du yoga reiki. Vous avez un corps, vous pouvez donc pratiquer le yoga. Le reiki vit en vous, vous pouvez donc le canaliser. De la même façon que le yoga est une pratique ancienne accessible à tous, et que nous sommes tous libres de mener notre pratique personnelle à domicile, la guérison et le bien-être que le reiki apporte est accessible à tous. Cependant, il existe des élèves dévoués à chacune de ces disciplines qui choisissent de poursuivre leur apprentissage avec l'intention de partager ces richesses avec le monde.

Ces individus sont des personnes qui enseignent et guérissent de façon professionnelle, qui investissent leur temps, leur argent et d'autres ressources pour maîtriser ces disciplines et les partager avec les gens qui en ont besoin. Cela doit être pris en compte et respecté. Les instructeurs(-trices) de yoga étudient et pratiquent pendant d'innombrables heures, et parcourent souvent de grandes distances pour approfondir leurs connaissances et améliorer leur enseignement. Lorsqu'une personne participe à leurs cours, ateliers, formations et retraites, elle bénéficie et paie pour l'expertise que l'enseignant(e) a à offrir, et pour la commodité de recevoir cette expertise dans le cadre offert par cette personne. Il y a là une grande valeur.

Par le passé, les guérisseur(e)s du monde entier vivaient dans des communautés où leurs besoins étaient satisfaits par la communauté dans laquelle ils ou elles vivaient, car leurs compétences étaient reconnues et, par conséquent, leur communauté les aidait sur le plan matériel (logis, nourriture, vêtements, etc.) Aujourd'hui, la plupart travaillent à leur compte ou se lancent dans l'entrepreneuriat, car les structures sociétales ont changé. Ils et elles peuvent pratiquer une variété de disciplines de guérison, à divers degrés d'acceptation et de compréhension collectives. Parmi ces disciplines, nous retrouvons le travail énergétique, le mentorat, le service-conseil, la pratique de médecines douces, l'herboristerie et la nutrition, l'écriture, la tenue de conférence, l'art-thérapie et l'animation, le travail d'intuition et la communication avec les esprits (les personnes médiums). Cette liste n'est pas exhaustive, mais donne une idée du nombre de vocations que les personnes qui choisissent la voie de la guérison peuvent emprunter pour partager leurs talents et leurs enseignements.

Malheureusement, les guérisseur(e)s (en dehors de la médecine allopathique) ne sont plus reconnu(e)s ou apprécié(e)s en tant que membres de la communauté dont le rôle est compris, valorisé et donc soutenu matériellement. On peut même affirmer que le système de santé dans le monde est en crise et a désespérément besoin d'être réformé, en particulier en Amérique du Nord.

Les normes de soins ne sont pas appliquées partout de la même manière et les personnes travaillant dans le domaine de la santé sont surchargées de travail et deviennent désensibilisées face aux malades. Le système de soins de santé, lui, en est un de soins aux malades uniquement : engorgé et constamment en mode réactif. On peut espérer que les soins de santé se décentraliseront et s'optimiseront à mesure que nous nous donnerons les moyens d'assumer la responsabilité de notre propre bien-être, que nous commencerons à valoriser les médecines douces comme méthodes préventives et que nous aurons recours aux interventions allopathiques lorsque cela sera vraiment nécessaire. Mais cela est une tout autre affaire. Comprenez bien que je ne promeus pas une approche plutôt qu'une autre ; je crois fermement que les traditions anciennes et les médecines douces complètent la science et la médecine modernes. Chacune a sa valeur et sa place dans le mieux-être holistique. Pour autant que je sache, l'acupuncture ne peut pas vous sauver d'un accident de voiture grave et mortel, mais la chirurgie n'est généralement pas nécessaire pour traiter des allergies, des problèmes hormonaux ou digestifs, par exemple.

Heureusement, l'absence de la reconnaissance et de la structure de l'ancienne communauté donne aux personnes qui souhaitent guérir les autres et partager leurs enseignements, la liberté de fixer leurs propres limites autour de leur travail, et d'établir de nouvelles règles d'abondance qui leur conviennent. Nombreux sont ceux et celles qui choisissent de poursuivre leur vocation à temps partiel pour des raisons financières ou par commodité. D'autres s'engagent pleinement, avec un certain degré de risque matériel au départ, et poursuivent leur carrière avec succès et prospérité grâce à leur persévérance et à un soutien approprié.

Il en va de même pour les maîtres enseignant(e)s, les praticien(ne)s de reiki ainsi que les professionnel (le) s du yoga ; leur investissement et leur dévouement les ont amenés à devenir des experts. De la même manière qu'une personne passionnée de yoga peut partager quelques leçons avec ses camarades enthousiastes, une personne pratiquant le yoga reiki peut partager ses découvertes. Ou encore, un(e) instructeur(-trice) de yoga qui n'a pas de formation préalable de reiki peut souhaiter explorer le yoga reiki.

Gardez toutefois à l'esprit que, même si nous prenons tous le rôle du professeur(e) et de l'élève à des moments différents, le dévouement et l'expertise ont de la valeur. De plus, dans le monde matériel dans lequel nous vivons, les titres professionnels ont une signification. Les titres impliquent que des études et une formation ont été suivies, ce qui indique un engagement envers une discipline, mais aussi l'assurance que le (la) praticien(ne) peut offrir des services en toute sécurité et de manière éthique.

Pour cette raison, et par respect pour ceux et celles qui paient pour étudier ces disciplines et recevoir ces services, et pour les enseignant(e)s et guérisseur(e) s dévoué(e)s à ce travail, je vous encourage à suivre une formation avant d'adopter un titre professionnel, qu'il s'agisse d'instructeur(-trice) de yoga, de praticien(ne) de reiki ou d'enseignant(e) de yoga reiki.

Je conseille aux instructeurs(-trices) de yoga ayant des certifications pour enseigner de suivre aussi une formation officielle en reiki (niveaux 1 à 4, selon la lignée de reiki choisie) avant d'enseigner le reiki. Après tout, aussi simple que soit la discipline du reiki, elle est ancrée dans la culture et dans la pratique.

Conformément à la loi selon laquelle l'énergie que nous émettons nous revient, je crois en l'importance de l'intégrité. Cela signifie parfois d'admettre nos propres limites. J'ai souvent dirigé mes élèves ainsi que mes client(e)s vers d'autres personnes expertes dans un domaine et vers d'autres livres que les miens lorsque leurs questions dépassaient mon domaine de connaissances, d'expérience ou d'expertise.

Je le précise quand les choses que je partage sont encore nouvelles pour moi, inconfortables ou au-delà de mes connaissances. Je renonce aussi aux offres lorsque je n'ai pas le titre ou la formation pour les accepter, et surtout, je partage à partir de mon expérience ou de mes explorations, plutôt que du point de vue d'une personne experte. Il n'y a pas de mal à être dans la chaise de l'élève, c'est même très excitant ! Il suffit d'avoir du respect pour notre cheminement et celui des autres, et pour ce que l'expérience vécue a à offrir.

ÉLÉMENTS CLÉS DE LA QUATRIÈME PARTIE

DANS CETTE PARTIE, nous avons pratiqué quelques-unes des méditations préférées de Bright Star Woman, notamment la **méditation du cœur rose de la Terre Mère** et la **méditation du cœur étoilé de Bright Star Woman**.

Nous avons également pratiqué quelques **méditations classiques de guérison du yoga kundalini** comme le kriya kirtan (Sa Ta Na Ma), la méditation de guérison (Ra Ma Da Sa, Sa Se So Hung) et la méditation de transfert de l'énergie de guérison.

Nous avons exploré des **pratiques complémentaires** pour soutenir votre mieux-être holistique et enrichir votre yoga reiki, et continuer à **cultiver votre intuition** et à **maîtriser votre énergie**.

Nous avons discuté des avantages d'un **environnement favorable pour la pratique du yoga reiki**, ainsi que de l'importance de la purification de l'énergie, du nettoyage de l'espace et de la création d'un espace sacré.

Enfin, nous avons discuté de l'**éthique du partage et de l'enseignement du yoga reiki**, et déterminé que l'intention, l'intégrité et la sécurité sont les pierres angulaires de la diffusion de cette pratique.

VIVRE VOTRE YOGA REIKI

Comme vous l'avez appris dans ce manuel, vous disposez maintenant d'outils puissants pour vous soutenir dans votre parcours de santé et de mieux-être holistique. Comme toute méthode, en particulier les pratiques de santé alternatives, le yoga reiki est efficace s'il est utilisé intentionnellement et de manière constante. N'oubliez pas que c'est en vous exerçant que vous ferez des progrès, faites-le même si ce n'est pas parfait. Il est bien plus bénéfique de s'exercer et d'apprendre en faisant les choses « imparfaitement », voire en oubliant des étapes, que de retarder la pratique pour faire les choses impeccablement. Commencez là où vous êtes, avec ce que vous avez, et continuez.

Peut-être que vous n'utiliserez le yoga reiki que pour vous-même et, même si je pense que le reiki est accessible à tout le monde, je ne saurais trop insister sur la valeur d'une formation de reiki (il existe de nombreux styles de reiki et une diversité de types d'enseignements), et des formations sont également proposées sur mon site Web (BrightStarWoman.com) pour améliorer vos connaissances et approfondir votre pratique du yoga reiki. Je vous invite à envisager une formation reiki de niveau 1 avec une personne de confiance qui est maître de reiki. Si vous avez l'intention de partager le yoga reiki avec d'autres personnes, je vous recommande vivement de suivre les niveaux 2 et 3 de reiki, selon la lignée que vous avez choisie. Une formation officielle et exhaustive est particulièrement utile si vous prévoyez enseigner le yoga reiki à titre professionnel ou à des proches, ou même de les traiter avec le reiki (dans un cadre autre que le yoga). Cultivez l'intégrité personnelle et professionnelle, et contribuez à mieux faire connaître le reiki tout en maintenant l'éthique de cette pratique : permettez-vous d'être l'élève et formez-vous avant de partager.

Si vous vous sentez vraiment appelés à partager le yoga reiki, partagez-le !

Offrez ce livre à un être cher ou parlez-en à vos proches, et consultez le site Internet de Bright Star Woman pour trouver davantage de ressources ou pour profiter d'un cercle mensuel, d'un accompagnement, de cours, etc.

Le monde a besoin de plus de présence, de lumière, d'amour et, finalement, de guérison. Et si vous pouvez tenir une lampe de poche, allumer une petite bougie ou être un phare dans l'obscurité, faites-le. Quelle que soit la taille de votre contribution. En prenant soin de vous, vous accomplissez déjà quelque chose d'énorme pour vous-mêmes et vous rendez le monde plus lumineux ; vous donnez aux autres la permission de découvrir leur propre lumière. La façon dont vous vivez votre vie est le plus grand témoignage, que vous choisissiez consciemment de l'enseigner ou non.

Continuez à vous exercer, à vous exercer, à vous exercer... ! Le reiki est avant tout une question d'expérience. Le yoga est une approche pragmatique. La combinaison de ces disciplines ancestrales dans la pratique du yoga reiki devient un exercice de pleine conscience et un cheminement pour reprendre le gouvernail de votre vie. Apprenez et explorez, tout en créant une vie pleine de sens, saine et harmonieuse pour vous-même.

ÉLOGE DU MANUEL DE YOGA REIKI DE BRIGHT STAR WOMAN

Unique Et Fraîchissant — Une Référence Pour La Communauté Des Yogi(E) S Et Des Guérisseur(E) S !

« Une approche unique et rafraîchissante !

En effet, le mélange des pratiques de guérison du yoga et du reiki pour une conscience et un alignement total du corps, de l'esprit et de l'âme est plus que jamais nécessaire pour notre planète.

Mercedes écrit avec son cœur. Ce livre est infusé du fruit de ses propres expériences de guérison et de sa croissance dans la conscience de soi, ce qui en fait une référence précieuse que tou(te) s les yogi(e) s et les guérisseur(e) s devraient avoir dans leur bibliothèque. »

Mary-Anne Haupt
Maître et enseignante de reiki Usui, Karuna, Blue Star, pour les animaux et Lightarian. Propriétaire de Heaven On Earth Healing Arts Centre : heavenonearthhealingarts.ca

Un Monde De Potentialisation — Un Profond Voyage Vers Soi-Même.

« Dans son Manuel de yoga reiki, Mercedes Déziel-Hupé, également connue sous le nom de Bright Star Woman, invite les praticien(ne)s et les lecteurs(-trices) dans un monde de guérison et de potentialisation en utilisant le reiki et le yoga comme outils complémentaires. La vulnérabilité dont elle fait preuve dans son livre encourage les gens à s'harmoniser avec leur propre sagesse à l'aide de ces deux outils puissants que sont le reiki et le yoga ; le livre leur donne aussi les moyens de le faire.

Mercedes écrit de la même manière qu'elle enseigne : avec son cœur et sa voix authentique. Elle fournit des conseils approfondis autant pour les personnes expérimentées que pour celles qui veulent en connaître davantage sur la pratique du yoga reiki.

Son approche de la guérison l'amène à tisser ensemble divers outils et pratiques ancestraux et modernes, qu'elle vous offre pour vous aider à vivre la réalité contemporaine.

Elle s'inspire de son propre parcours de guérison pour guider ses lecteurs(-trices) ; son expérience, sa passion, son ambition et son désir sincère d'aider les autres dans leur parcours de découverte alimentent sa plume.

Par la parole et l'image, Mercedes Bright Star Woman met en lumière le yoga reiki et les pratiques qui y sont complémentaires pour vous aider à trouver votre chemin vers vous-même, de l'intérieur comme de l'extérieur. Son approche cultive l'intentionnalité, ce qui conduit à des choix qui ont du sens pour votre vie et à des habitudes qui honorent qui vous êtes, même au-delà du tapis de yoga.

Si vous êtes prêts à plonger au plus profond de votre Être, ce manuel est là pour vous et vous guidera en douceur. »

Tatiana Ishwari Nemchin
Coach de vie et d'affaires
Fondatrice de Mouvement : Yoga, Danse, Musique
studiomouvement.com, @tatiananemchin sur Instagram

L'AUTEURE

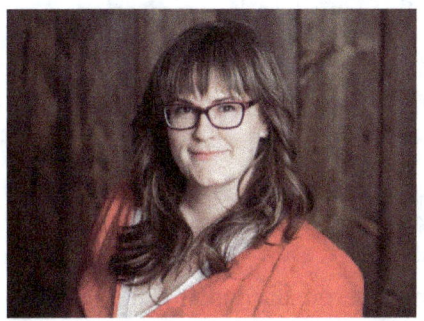

Mercedes Déziel-Hupé a pratiqué le yoga pendant quelques années avant de découvrir le pouvoir guérisseur de cette discipline en 2012 : le yoga l'a aidée à surmonter un épuisement professionnel et la dépression. Le reiki, lui, a aidé Mercedes à se libérer de son anxiété chronique et a aidé sa mère pendant sa lutte contre le cancer. Ensemble, le reiki, le yoga et la méditation l'ont soutenue dans sa guérison d'une hypothyroïdie et d'un prédiabète, ainsi que dans sa guérison d'un deuil et, plus tard, d'une expérience de naissance traumatisante.

Curieuse de renouer avec son héritage autochtone, elle a cherché conseil auprès d'aînés et de gardiens de la sagesse de diverses nations. À 27 ans, elle a reçu son nom spirituel, Bright Star Woman, qui allait confirmer sa voie en tant que guérisseuse et enseignante. L'année suivante, le même aîné cri qui l'avait nommée l'a reconnue comme appartenant au clan du loup. C'est ainsi que Bright Star Woman a commencé ce parcours en tant que pont entre les connaissances, la sagesse et les pratiques anciennes et les méthodes modernes de guérison et d'épanouissement dans le monde d'aujourd'hui.

Mercedes est coach holistique de vie et de mieux-être. Dans le domaine du yoga, elle se spécialise dans une approche thérapeutique, qui se traduit par le yoga reiki, le yoga yin, le yoga des chakras, le flot doux et la méditation. Grâce à une variété d'outils, allant du coaching aux différentes approches de guérison, Mercedes encourage ses client(e)s à puiser dans leur pouvoir personnel et elle les aide à créer une harmonie dans leur corps, leur cœur et leur esprit.

Mercedes est instructrice de yoga et de méditation reconnue par Yoga Alliance, maître enseignante en reiki Usui et Blue Star et gardienne de rites autochtones, dont le rite de la Matrice utérine, le 13e rite du Munay-Ki. Accréditée par la CTAA (*Complementary Therapists Accredited Association*), Mercedes est coach de vie, praticienne EFT (*Emotional Freedom Technique*), praticienne de programmation neurolinguistique et d'hypnothérapie, nutritionniste holistique certifiée et réflexologue. Elle est également titulaire d'un baccalauréat en communications et en philosophie de l'Université d'Ottawa.

Elle vit dans la région de la capitale nationale avec son mari et ses enfants, où elle aime lire, danser, peindre à l'aquarelle, manger de délicieux aliments complets et faire de la planche à pagaie.

RESSOURCES POUR CONTINUER VOTRE EXPLORATION

SITES INTERNET OÙ TROUVER L'AUTEURE :

Coaching holistique avec Bright Star Woman
https://brightstarwoman.com/?lang=fr

Chaîne YouTube Bright Star Woman
https://www.youtube.com/playlist?list=PLafgTDtVuoAw-WO4d39hcnXRTs2bW-WrlE1

LES ARTICLES :

12 Science-Based Benefits of Meditation, Healthline.com
https://www.healthline.com/nutrition/12-benefits-of-meditation

Rife Machines, CancerResearchUK.org
https://www.cancerresearchuk.org/about-cancer/cancer-in-general/treatment/complementary-alternative-therapies/individual-therapies/rife-machine-and-cancer

ORGANISMES :
The Rite of The Womb
http://theriteofthewomb.com

The 3HO Organization, Kundalini Meditations
3HO.org

The Kirtan Kriya
https://www.3ho.org/kirtan-kriya

Sending Healing Thoughts Meditation
https://www.3ho.org/3ho-lifestyle/health-and-healing/sending-healing-thoughts-meditation

Ra Ma Da Sa Sa Say So Hung : The Ultimate Healing Tool
e-healing-tool

DOCUMENTAIRES :

Heal, a documentary
https://www.healdocumentary.com/

Man Enough, Justin Baldoni's Web Series
Épisode 1 : https://www.youtube.com/watch?v=dVsbYas4tVo

Minimalism: A Documentary About the Important Things

LIVRES

LE REIKI

Reiki Essentiel, de Diane Stein

Le Pouvoir bénéfique des mains, de Barbara Brennan

Reiki Karuna®, de Laurelle Shanti Gaia

Reiki Manual, de Penelope Quest

Shamanic Reiki, de Llyn Roberts and Robert Levy

LE YOGA

The Complete Guide to Yin Yoga: The Philosophy and Practice of Yin Yoga, de Bernie Clark et Sarah Powers

Yoga : anatomie et mouvements : un guide illustré des postures, mouvements et techniques respiratoires, de Leslie Kaminoff et Amy Matthews

YinSights, de Bernie Clark

LES CHAKRAS

Chakra Yoga, d'Anodea Judith

Enseignement et méditation sur les douze chakras, de Diana Cooper

Les chakras : roues de la vie, d'Anodea Judith

LES MÉDITATIONS KUNDALINI

Meditation As Medicine, de Dharma Singh Khalsa, M.D. et Cameron Stauth

3ho.org

LES MUDRAS

Les mudras : Le Yoga au bout des doigts, de Gertrude Hirschi

LA CONNEXION DU CORPS ET DE L'ÂME

Anatomie de l'esprit : Le sens psychologique et énergétique des maladies, de Caroline Myss

Eastern Body, Western Mind, d'Anodea Judith

Light is the New Black, de Rebecca Campbell

Mantras in Motion, de Erin Stutland

Mind Over Medicine: Scientific Proof That You Can Heal Yourself, de Lissa Rankin, M.D.

LA NUTRITION

An Apple A Day, de Joe Schwarcz

Food As Medicine, de Dharma Singh Khalsa

Prescription for Nutritional Healing, de Phyllis A. Balch, CNC

LA GUÉRISON DE LA FEMME

Love Your Lady Landscape, de Lisa Lister

Rise Sister Rise, de Rebecca Campbell

The Inner Goddess Revolution, de Lyn Thurman

The Tapping Solution to Create Lasting Change, de Jessica Ortner

The Tapping Solution for Weight Loss and Body Confidence, de Jessica Ortner

The Way of the Happy Woman, de Sara Avant Stover

La voie de la déesse guerrière : sagesse toltèque et chamanisme européen, de HeatherAsh Amara

Witch, de Lisa Lister

LES ENSEIGNEMENTS AUTOCHTONES

A Voice From the Wilderness, de Harry Snowboy

Kindling the Native Spirit, de Denise Linn

Femme chamane, de Lynn Andrews

Chaman des temps modernes : L'art de la guérison par la médecine énergétique des autochtones d'Amérique, d'Alberto Villoldo

On nous appelait les sauvages, de Dominique Rankin et Marie-Josée Tardif

LES ANGES

A Little Light on Angels, de Diana Cooper

Les archanges féminins : réclamez votre pouvoir grâce aux enseignements perdus de la féminité divines, de Claire Stone

L'ORGANISATION D'ENVIRONNEMENT DE VIE, NETTOYAGE PAR LA FUMÉE SACRÉE, PURIFICATION DE L'ÉNERGIE

Sacred Space: Clearing and Enhancing the Energy of Your Home, de Denise Linn

Space Clearing A to Z, de Denise Linn

Ranger inspire la joie : la méthode Konmari pas à pas, de Marie Kondo

Le pouvoir étonnant du rangement : Désencombrer sa maison pour alléger sa vie, de Marie Kondo

LE MINIMALISME

Lightly, de Francine Jay

La joie profonde de vivre avec moins, de Francine Jay

The Minimalist Home, de Joshua Becker

The More of Less, de Joshua Becker

The Year of Less, de Cait Flanders

You Can Buy Happiness: And It's Cheap, de Tammy Strobel

www.ingramcontent.com/pod-product-compliance
Lightning Source LLC
Chambersburg PA
CBHW071340080526
44587CB00017B/2905